天天健康

# 《黄帝内经》健康排毒不生病

张晓梅 主编

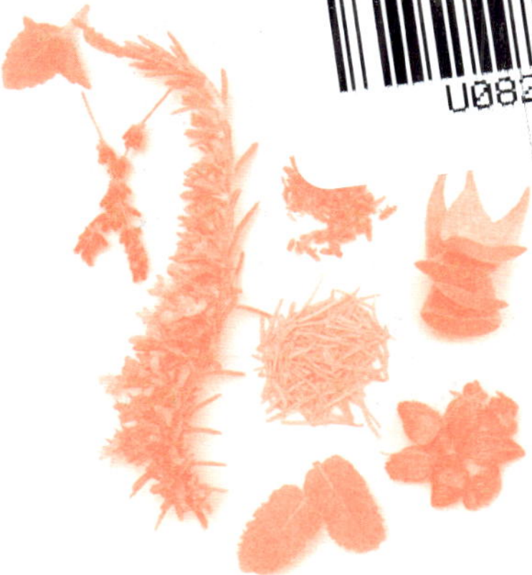

山西出版传媒集团
山西科学技术出版社

**图书在版编目(CIP)数据**

《黄帝内经》健康排毒不生病/张晓梅主编.—太原：山西科学技术出版社，2014.7（2025.5重印）
(天天健康)
ISBN 978-7-5377-4845-2

Ⅰ.①黄… Ⅱ.①张… Ⅲ.①《内经》-养生（中医）Ⅳ.①R221

中国版本图书馆CIP数据核字（2014）第124265号

天天健康

# 《黄帝内经》健康排毒不生病

主　　编　张晓梅

出版策划　阎文凯　　　　责任编辑　郝志岗
文图编辑　冷寒风　　　　美术编辑　吴金周

出　　版　山西出版传媒集团·山西科学技术出版社
（太原市建设南路21号　邮编：030012）
发　　行　山西出版传媒集团·山西科学技术出版社
（电话：0351－4922121）
印　　刷　文畅阁印刷有限公司

开　　本　787毫米×1092毫米　1/32　印张：8
字　　数　150千字
版　　次　2014年7月第1版
印　　次　2025年5月第4次印刷

书　　号　ISBN 978-7-5377-4845-2
定　　价　39.00元

# 前言

随着物质生活的进步，人们对健康的要求也日益提高。“排毒”“养生”已经成为百姓最为关注的头等大事。何谓“毒”？《黄帝内经·素问》第七十篇“五常政大论中”对“毒”有集中描述，唐代王冰在注解《素问·五常政大论》时说：“夫毒者，皆五行标盛暴烈之气所为也。”。中医有“邪盛谓之毒”的说法，一方面毒是外界的对人体过量的有害产物。除外来之毒，人体自身代谢会产生毒，必需物质摄入过量也会产生毒，如糖毒、脂毒等，当这些毒素排出不畅时，日积月累就会生病。

若想排毒，就要明白自己体内的“毒”是什么。中医中，毒分为八种：热毒、寒毒、湿毒、食积之毒、瘀血之毒、虫毒、药物之毒、情志之毒；相对八种毒，人的病理体质亦分八种，针对不同体质有不同的排毒之道。

本书基于中医排毒养生理论，为读者详细讲解了如何分辨自己的体质，并通过十二时辰经络排毒法、饮食排毒法等方法，袪除体内毒素。当然，仅仅排毒是不够的，本书还详细介绍了“毒”从何来，让读者了解到身边隐藏的“毒”有哪些，从而做到从根本上减少“毒”的摄入。本书还介绍了各个器官的主要排毒功能以及保护、促进器官排毒的方法，如穴位按摩等传统中医物理疗法。值得一提的是，书中还为读者归纳整理出当今较为流行的瑜伽排毒法。瑜伽是一种最为安全有效的运动排毒方法，即使是简单的呼吸，通过瑜伽进行锻炼也能够达到排毒的功效。瑜伽排毒不仅能帮助排出身体之“毒”，还能帮助清除心之“毒”，真正做到养生、养性。

“毒”在人体内经过长时间的积累，才会慢慢表现出病证，这是一个缓慢的过程；养生同样不能一蹴而就，也需要日积月累，持之以恒。本书旨在帮助读者了解正确的排毒养生知识，尽可能多地减少体内毒素，体内的毒少了，患病的概率自然也就降低了。但需要提醒广大读者的是，养生排毒不等同于治病，而是一种健康的生活观念和方式。

最后祝广大读者健康长寿。

特别提醒：在使用书中推荐的药物和药方之前，必须到医院进行诊断，并在医生的指导下使用。

第一章

## 要健康，先排毒

1



第二章

## 净化身体，从饮食开始

17

# 第一章

# 要健康，先排毒

# 认识人体内的毒

## 为什么要排毒

每天都会有毒素侵入人体，身体五脏六腑新陈代谢中也不断产生毒素，如果身体健康，体内毒素就会很快被排出；通过大便、小便、出汗排出毒素。如果排出不畅，就有可能是身体的排毒机能出现了问题，或是所吸收的毒素太多，超过了身体排毒能力；还有正常的食物吸收的过多的糖、脂肪超出人体所需要而不能及时排出会形成糖毒、脂毒。吸烟过多或饮酒过多则形成烟毒、酒毒。人体是一个有机的整体，如果阴阳失衡、气滞血瘀、气血不足、湿热较重，都会影响身体健康，使人出现精神不振、头痛、腹胀、口臭、体臭、皮肤粗糙、面色晦暗等症状，甚至导致早衰，诱发多种疾病。

### 毒是百病之源

古人云："肠中常清，百病不生。"如果肠道内残留物腐败现象加剧，无法被顺利排出，这些毒素就会被肠黏膜吸收，直接参与体内的生理代谢，干扰内分泌、神经、免疫等系统的功能，也会导致肝肾功能受损，从而诱发习惯性便秘、肝炎、癌症、高血压、心脏病、肥胖症、糖尿病、痤疮等病。

### 毒素积得多，衰老来得早

在正常生理状态下，人体自身有一套动态的、立体的、完善的排毒系统，最主要的“通道”就是肠道。现代医学研究也证实了人体衰老与肠内毒素的产生与积存直接相关。正常状态下，大多数毒素都可通过肠道排出体外，但还是会有一部分留存体内，特别是当身体处于疲劳、饮食不当、睡眠不足、生病或用药不当等状态时，毒素更不易被排出。

### ● 血液不净，肤色不洁

容颜美丽，肌肤滋润而富有光泽，是每个人的追求，特别是年轻女性。但是很多人只注重外表美丽，忽视了体内“环保”。各种毒素在细菌作用下产生大量的有毒物质。当排出受阻时，可随着血液循环危及全身；同时，还会通过皮肤向外渗溢，使皮肤变得粗糙，出现痤疮、雀斑、黑斑、痤疮、皮疹等中毒症状，从而影响身体的健康和肌肤的美丽。

### ● 毒素使身体肥胖臃肿

体内“拥堵”一定会引起肥胖，而且这种肥胖是“向心性”的，即中间大两头小，过多脂肪堆积在腰腹部，状如枣核。这是因为废物久存体内，又被人体重新吸收，形成多余脂肪，形成过多脂毒，引起肥胖。另外，肠内垃圾不清除，在腐败细菌的作用下可产生大量的气体，使腹部体积增大，腹围加大，时间长了，则会使腹部肌肉松弛，腹部前凸形成向心性肥胖。

## 中医解读体内毒素

在中医里，毒素可以分为8种，大家可以看看自己体内是否有毒，是哪一种毒。

小贴士

## 毒素是什么

毒是一切疾病的根源。早在《黄帝内经·素问》第七十篇“五常政大论”中就已经对毒有了集中的论述。毒并不是一种独立的致病因素，而是邪气转化的产物。外感寒湿或热燥能转化为“寒毒”“湿毒”“热毒”“燥毒”。中医认为“邪盛谓之毒”，一个“邪”告诉我们，毒是外来的对人体有害的物质。除了外来之毒，人体内如果有些必需的物质摄入过量，那它也会变成“毒”。如葡萄糖，它是人体必需的基本物质，但如果摄入过量，就会导致“高血糖”糖毒，对人体产生危害；又如脂肪，也是人体所必需的，但如果摄入过量，会导致“高血脂”脂毒，使人体出现动脉硬化、心脑血管等疾病。另外，如果一些生理物质不在其位了，就会“不谋其政”，也成了“毒”，比如胃或十二指肠穿孔时，胃液进入腹腔，则会损害腹膜，导致腹膜炎。

### 热毒

《素问·生气通天论》中说：“阴平阳秘，精神乃治，阴阳离决，精气乃绝。”这种学说认为阴阳是相对的，又是互根的；是相消长的，又是相转化的。说明阴阳平衡与否对疾病的影响很大，阴阳分离，病人则有危险。如果机体热盛阳亢，就会产生“热毒”，像我们常说的“肝火旺”“胃热”都是热毒。产生热毒的人一般会出现口苦咽干、口臭、牙龈肿痛出血、口舌生疮、咽喉疼、便干带血、面部生油、痤疮、鼻孔出血、痔疮等症状。

## ● 寒毒

寒毒有内外之分。体内阳虚寒盛，就会“阳消阴长”，从而产生内寒（毒）。我们可以用排除法区分，外寒一般很好认，排除外寒就是内寒了。外寒又叫“寒邪”，多在冬天气温骤变时致病，因外感风寒后，寒邪易伤阳气，轻者会出现风寒感冒，严重者会昏倒、不省人事，还有人会出现关节疼痛等症状。

## ● 湿毒

内湿和外湿不一样。像夏秋季节因环境和气候的变化，暑湿感冒多由外湿之毒引起。而内湿一般都由饮食不节、脾胃受伤所致。水湿也是湿毒的一种，多是由于机体内水液代谢失衡而引起的。

湿毒患者有哪些症状呢？主要有口味甜腻、大小便不畅、湿疹，脸色不好、四肢酸痛无力等。湿毒本性缠绵，其引发的疾病一般难以迅速根治，希望引起大家足够的重视。

## ● 食积之毒

中医认为，脾主运化，胃主受纳腐熟。二者功能一个主升清，一个主降浊。

我们平时吃进去的食物就是这样通过一升一降的过程来维持人体机能。如果脾胃哪一天罢工了，那么我们吃进去的食物就会被积在胃里，时间长了就会酿成毒。食积之毒表现为食欲较差、嗳气、反酸、大小便不畅、面部痤疮等症状。

## 瘀血之毒

中医又叫作“气滞血瘀”。引起瘀血的原因很多，从病理上来说，就是气血运行不畅在某些部位发生了积滞。简单地说就是血管里堵了，堵的部位不同得的病就不一样。比如说堵在脏器里叫“肿瘤”；堵在黏膜上叫“囊肿”；堵在子宫里叫“肌瘤”；堵在甲状腺里叫“结节”；堵在乳腺里叫“增生”；堵在皮肤上叫“疙瘩”。不管堵在哪儿都是毒！严重了都能危及生命。

## 虫毒

食生肉类，体内就易出现寄生虫。我们常吃涮肉，一定要煮熟再吃，否则就容易生虫毒。一般面色萎黄、睡觉磨牙、消化功能不好的人都可能有虫毒。

## 药物之毒

我们常说“是药三分毒”，药物虽说是治病用的，但是如果使用不当的话，不仅治不好病，还会中毒。所以日常用药要慎重，特别是不要滥用抗生素，否则会伤肝肾，或诱发细菌耐药，或导致二重感染。

## 情志之毒

喜、怒、忧、思、悲、恐、惊，这是我们常说的“七情”。七情适度才不致伤身，否则就会成为情志之毒，如过喜伤心、过怒伤肝、过思伤脾、过悲伤肺、过恐伤肾。只有控制好情志才会健康。

## 西医解读体内毒素

西医认为，人体新陈代谢的过程中会产生大量的“废物”，例如自由基、乳酸、尿酸等毒素，一定要尽量避免，及时清排，否则日积月累，会极大影响身体健康，导致诸多疾病。

### 自由基

适量自由基对人体有利，过量就会加速人的衰老。我们常看到有的人年纪还小，却长得老成，这就说明体内自由基多了。部分自由基由机体代谢垃圾产生，另外像辐射、空气和水污染、食物中的添加剂等都能产生大量的自由基。人体内自由基过量，就会损害蛋白质、脂肪、生物酶等，如果进入细胞，就会引发癌症。消除自由基最好的方法是从饮食入手，多吃抗氧化的食物，如甜椒、猕猴桃、橘子、西兰花、小麦胚芽、杏仁、葵花子、奶酪、胡萝卜、南瓜、油菜、咖啡、豆浆等。

### 胆固醇

胆固醇为人体必需的营养物质，超过人体所需的范围，多余的就会留在血管内壁上。祛除体内多余胆固醇的首选食物有海带、大蒜、牛奶、蜜橘、茶、苹果、玉米等。

## 脂质沉积

现代人经常摄入富含脂肪和蛋白质的食物，很容易导致血液黏稠，大量脂质便会沉积在血管内壁上，容易形成血栓堵塞血管，使依赖血管供血的脏器组织缺血或坏死，引起脑血栓、冠心病、心肌梗死等。如果你是血脂异常患者，要注意自己是胆固醇高，还是甘油三酯高，或者是两者都高。饮食也要区别。如果仅甘油三酯高，应该限制进食，少吃含糖高的食物；一定要多运动；喝酒的人必须戒酒。如果仅胆固醇高，要少吃动物内脏、蛋黄等胆固醇含量高的食物；可适量少吃一些胆固醇低的瘦肉等防止营养不良。两者都高者就要忌食胆固醇含量高的食物，控制体重。

高血糖：过高的血糖，超出人体使用的量，血糖在人体内浓度过高，形成糖毒，会导致人的血管尤其是微细血管硬化、腐蚀，极容易引起脑梗塞、冠心病、心肌梗塞、血栓、肾衰竭、坏疽、白内障、眼底出血、失明、肺结核等疾病，尽量少食糖和淀粉食物多运动以消耗血糖。

## 尿酸

尿酸是体内代谢的产物，经小便排出。若血液中尿酸含量过高，它就会沉积在软组织或关节里而引发急性炎症。尿酸过高的人通常都喜食红肉、动物内脏，并伴有肥胖、酗酒；要么就是糖尿病患者。我们知道肾脏具有排毒功能，若里面尿酸过多必然会影响其排毒功能，加之多余尿酸是沉积在关节和软组织处，所以就会引起关节酸痛、红肿、发热、变形，还会危及肾脏。告诫大家排尿酸之毒一定要多喝水。

## 乳酸

当劳累过度，我们就会感觉到腰酸背痛、四肢无力、精神不振，这就说明你体内产生了过多乳酸。乳酸体质也就是我们常说的酸性体质。所以要想排出体内乳酸，就要休息好；还要多吃柠檬、柚子、柑橘、咸梅干等碱性食品，清晨喝一杯白开水对排乳酸也很有利；还有工作期间感到疲劳时，要起来多做一下伸展运动，身体不乏力了，乳酸就排出了。

## 宿便

长期蓄积宿便的人会出现毛孔粗糙、腹痛、肥胖、月经不调等问题，会发生结直肠癌，还诱发心脑血管疾病并易导致肛肠疾病。想排出宿便，最好每天清晨喝300毫升的温开水，大口大口地喝，这样水才能快速进入肠道。每天晚饭后，可以吃一些水果，临睡前顺时针按揉腹部10分钟。

## 水肿

水肿指血管外的组织间隙有过多的体液积聚，是全身气化功能障碍的一种表现，与肺、脾、肾、三焦各脏腑代谢密切相关，常见于肾炎、肺心病、肝硬化及内分泌失调等。

## 精神毒素

压力大、抑郁、紧张……这些词似乎成了流行语。这是一种精神之毒，不良的精神状态持续时间长了，会使自主神经发生紊乱，身体免疫力下降，诱发身心疾病。如果你也有这种不良情绪，就要学会自我缓解，常吃五谷杂粮、蔬菜水果等；少吃瘦肉、咖啡、蒜、姜等。

# 轻松排毒一点通

## 如何避免体内毒素堆积

虽然我们每天都会摄入不同毒素，身体已经积累了大量毒素，但这并不意味着不可救药，还是有很多方法和手段可以减少或消除毒素的危害，恢复人体的健康状态。

合理饮食，减少“毒从口入”：在饮食上尽量少吃“鱼肉蛋奶油”这类高脂肪、高蛋白、高热量的食物，减少毒素的来源，同时也有助于减轻脏器的压力，让身体的排毒器官能更快地消除积累的毒素。

规律排便，维持肠道内清洁：人体内的大部分毒素是通过粪便排出的，保持排便的顺畅，就能保证大部分毒素可以被排出体外。要想排便顺畅，首先要保证摄取足够的纤维素，正常人一天应摄取30克左右的纤维素，但通常很难达到这个标准，大部分人每天的摄取量不足20克，即便多吃粗粮，摄取量也只能达到25克左右，还需从其他食物中补充。蔬菜、水果中纤维素含量丰富，水果中的果胶也会起到与纤维素相同的作用，所以应多食蔬菜、水果。

合理运动增强体质，恢复免疫系统功能：人体的免疫系统是一个神奇的系统，正常状况下，只要营养摄入充足、休息充分，24小时内人体便会产生上亿个免疫抗体，而迄今为止人类发明的抗生素也不过100多种。所以我们只要增强体质，人体的毒素自然会被我们的免疫系统所消灭。增强体质最有效的方法是保持运动。因此，建议每周保持3次以上30分钟的有氧运动。而且运动可以发汗，毒素会随汗液排出体外。

保证饮水量，促进毒素排出：正常人每天需补充水约3000毫升，但大部分人远远达不到这个量。水是人体细胞、体液的最主要成分，要想更新细胞、体液，就必须经常补充大量的水。水的供应量足，水质好，会增快细胞新陈代谢的速度，促使体内毒素排出。

**小贴士**

**喝水要注意喝好水**

所谓好水，指的是优质的矿泉水、活水、电解水、优质滤水机过滤过的水及白开水等，优质的水不含对人体有害的重金属，pH酸碱值呈弱碱性，水分子团较小，水中富含人体所需的矿物质和维生素等。饮水对人体的健康非常重要，是人体排毒的重要途径。

## 维护人体主要排毒通道

### 肠道

排毒方式：食物残渣停留在大肠内，部分水分被肠黏膜吸收，其余在细菌的发酵和腐败作用下形成粪便，此过程会产生吲哚等有毒物质；再加上随食物或空气进入人体的有毒物质，粪便中也含有大量毒素。和尿液一样，若不及时排出体外，毒素也会被身体重吸收，从而危害身体健康。不喜食蔬果、经常失眠或肠内有害菌太多，都会影响大肠功能。

通道维护：每天一定要喝适量的水，正常作息，让身体获得充分睡眠及休息，养成每日清晨排便的习惯，缩短其在肠道停留的时间，减少毒素的吸收。多吃粗纤维食物可以促进肠蠕动，防止便秘。

## 淋巴系统

排毒方式：淋巴系统是除血液、体液以外的人体的第三套循环系统，是体内毒素回收站。全身各处流动的淋巴液将体内毒素回收至淋巴结，毒素从淋巴结被过滤到血液，送往肺脏、肝脏、肾脏、皮肤等被排出体外。淋巴管主要集中在颈部前后、耳侧、眼周、肩臂、腋窝、乳腺附近、腰背、股沟大腿内侧、手脚等处。当淋巴系统运行出现问题时，有害物质就会堆积，上述部位的皮肤就会有成串、发硬的废物毒素，甚至有聚成瘤的感觉。

通道维护：为了维护淋巴系统的正常运作，把体内有害物质迅速排出体外，平常一定要摄取些可提高免疫力的食物，并要坚持有规律的运动以及正常作息。每天洗10～15分钟温热水浴，以促进淋巴液回流，天冷时可每天用热水泡脚代替。

## 肝脏

排毒方式：肝脏是人体最大的解毒器官。通过生物化学的转换，肝脏可以制造出各种有利于器官吸收的营养素，如肝脏可以把糖和脂肪转变成蛋白质，用蛋白质和脂肪制造肝糖，一旦血糖降低，肝脏就会把原本贮存在肝脏的肝糖变成葡萄糖，送进血液中以稳定血糖。被肝脏代谢或消化道吸收的各种有毒物质，可变成中间代谢物质，产生对身体有害的自由基。这些中间代谢物质和自由基，与肝脏中的物质结合后会经尿排出。此外，肝脏还能制造血液中的重要蛋白质——凝血因子，以凝固血液；也可将衰败红细胞所释放的血红素，加工变成胆红素，排入胆汁中再送出体外。

通道维护：由于肝脏没有神经分布，即使生病了也不会有特别症状，一直坚持到最后一秒。因此平日就要多注重肝脏的保养。首先要摄取能够活化解毒酵素及抗自由基的营养素，如B族维生素、多酚及生物类黄酮等，维生素C、维生素E、类胡萝卜素更是可对抗自由基的营养素；控制脂肪、糖分的摄取量。保持不熬夜、不酗酒的正常作息。练习瑜伽。瑜伽是顶级的排毒运动，可改善器官的紧张状态，加快其血液循环，促进排毒。

## ● 肾脏

排毒方式：肾脏是人体内最重要的排毒器官，不仅可过滤血液中的毒素，将其通过尿液排出体外，还担负着保持人体水分和钾钠平衡的作用，控制着和许多排毒过程相关的体液循环系统。肾脏是个脆弱的器官，饮食习惯不佳、受到感染或是重力伤害都可能影响它的功能。尿液中毒素很多，若不及时排出，会被重新吸收进血液中，危害身体健康。

通道维护：肾脏和肝脏一样，属于任劳任怨的器官，只有当肾脏功能衰退达90%以上，无法有效排除废物时，才会失去排出水分及调节电解质、酸碱平衡的功能，才可被检查出器质性病变。所以，保养肾脏，应该从日常做起，越早越好。首先充分饮水，以稀释毒素在体液中的浓度，还能促进肾脏新陈代谢，将更多毒素排出体外，特别建议每天清晨空腹喝一杯温水。其次绝不憋尿，尿液留在膀胱里很容易繁殖细菌，可引起肾脏感染；再次避免暴饮暴食，吃太多蛋白质和盐分会加重肾脏负担。

## ● 肺脏

排毒方式：肺脏是主掌呼吸的器官，同时也是最容易积存有害物质的器官。肺脏由肺泡构成，当肺泡内充满空气时，氧气会进入血管并由红细胞运送到身体各部位。而产生的二氧化碳等废物就会再经由血液运送至肺泡并呼出体外。一般人正常的呼吸大约是一分钟15次，平均下来，肺脏一天会有将近两万多次空气的进出。伴随着呼吸，飘浮在空中的细菌、病毒、粉尘等有害物质都被吸入肺脏。因此，恶劣的空气会直接损伤肺脏，比如抽烟、炒菜的油烟、汽车的尾气、工厂的废气等。这些有毒物质可导致肺脏功能下降，产生咳嗽、打喷嚏、喉咙发痒等症状。

通道维护：保养肺脏功能的最佳方式，就是与脏空气保持距离，并让自己能经常呼吸到新鲜空气。可在优质空气环境中用腹式呼吸法做深呼吸，呼出肺气泡内的毒素，或是以清咳的方式帮助肺脏排毒。

## 胃

排毒方式：胃的主要工作是消化，但当遇到有害物质时，常会通过呕吐排毒。不过当胃部功能不佳时，毒素不易排出，反而会造成难以忍受的胃胀气。

通道维护：少吃多餐，饭只吃七分饱。按时就餐，坐着吃饭，不要站立或蹲着。不要空腹吃过酸、过辣等对胃刺激大的食物。羊肉、狗肉等温热食物均有养胃的功效，适合胃寒者食用；大蒜消毒杀菌可以消除胃部炎症；另外枸杞、银耳、红枣、核桃也都于胃有宜，可以常吃。饭后、睡前可以搓热双手以肚脐为中心顺时针环形按摩腹部。

## 皮肤

排毒方式：皮肤受“内毒”影响最明显，但也是排毒见效最快的地方，是人体最大的排毒器官。其能够通过出汗等方式排出其他器官很难排出的毒素，如铅、镉等重金属，以及乳酸、尿素等。

通道维护：皮肤再生能力非常强，用良好饮食及外在的防护做维护，有助于皮肤充分发挥其修护能力。多多摄取富含维生素C、维生素E、类胡萝卜素的食物，以补充肌肤所需的营养。也可以通过泡澡、泡温泉、喝温开水，让毛细孔扩张，促进皮肤的排泄能力。并保持每周至少进行一次使身体出汗的有氧运动。

## 大脑

排毒方式：大脑虽不是直接的排毒器官，但精神因素明显影响着排毒器官的功能，尤其压力和紧张会制约排毒系统运作，降低其排毒效率。

通道维护：保证充足的睡眠，放松心情，给大脑减压。

**小贴士**

**健康排毒三步走**

排毒关键要做好“排泄顺畅”“滋养细胞”与“均衡营养”三个步骤。

排泄顺畅：正常地排便、排汗，并要多多运动以燃烧多余脂肪。

滋养细胞：要合理摄取六大类食物，包括五谷根茎类、蛋豆鱼肉类、奶类、蔬菜类、水果类、油脂类，以维持细胞正常生长代谢。

均衡营养：均衡摄取六大营养素，其中糖类应占总热量的63%、脂质占25%、蛋白质占12%，维生素及矿物质所占的比例虽然不多，但是因为它们会参与多种生化反应，因此也要保证充足。

第二章

# 净化身体，从饮食开始

# 远离隐藏在食物中的毒

## 家常生鲜食物中的毒素

生鲜食物是家常餐桌上的“常客”，以下有关它们所含的毒素介绍可能会让你大吃一惊。根据食品安全研究，蔬果、海鲜、养殖肉类等生鲜食物，含的毒素也不一样。这些毒素主要来自其生长的环境和养殖过程，了解这些可以让你对美食可能带来的健康隐患做到心中有数，当然也不必过于担心，在后面“家常生鲜食物的排毒选购及烹调法”中，你可以找到规避这些毒素的方法。

### 蔬果类毒素

化肥可以加速作物生长，令外观更美；农药可以除去危害作物生长的害虫；除草剂可以抑制杂草生长，避免它们抢走作物生长所需的主要养分。使用这些化学药剂虽然可以使作物的卖相变佳、延长保存期限，但也在无形中危害了食用者的健康。其中，硝酸盐就是藏于蔬果内的常见毒素，一旦人体摄取硝酸盐过量，就会与蛋白质代谢物——胺化合物结合成亚硝酸胺，该物质正是引发癌症的重要因素。

### 养殖类毒素

所谓的养殖包含了水产、畜产业及家禽的养殖。现代养殖业通常为高密度养殖，为了提高家畜、家禽类的成活率及长肉率，从业者常会使用注射类抗生素，但如果超过政府规定的使用剂量，则会使水产、家畜、家禽体内残留过量毒素，人食用后会增加肝、肾排毒负担，假如肝、肾功能不佳，则很难将抗生素排出体外，长期积累，就会杀死消化道内的益生菌，破坏体内生态系统，伤害身体脏器，出现不良性贫血、恶心、昏迷等症状。

## 海鲜类毒素

海鲜类的毒素多半来自于海水中的污染毒物。如：富含植物营养物质的废水排入大海后，会让海水营养丰富，导致藻类大量繁殖，虚耗水中的溶解氧，使鱼类因为缺氧而窒息死亡；工厂、电厂的冷却废水直接排入自然水域，使水温升高，造成鱼种的突变或是死亡；重金属废弃物排放入自然水域，造成鱼贝类含毒量过高；一般家庭的生活污水、医院污水或是屠宰场的污水，都含有各类病毒、细菌、寄生虫等，若未经处理就直接排入自然水域，也会让鱼虾成为有毒水产品。这些有毒水产品如果被人长期食用，就会影响人体的消化和免疫系统。

## 食品添加剂的毒素

为了延长食品保存期限，增加食物色泽，大多数的食品加工都会使用添加剂。早期的添加剂多是天然成分，但现在的食品添加剂已经是化学物质的天下，虽然政府部门对添加剂的安全性有要求，但也无法杜绝不良商家使用有害的添加剂。

## 基因改造食物的毒素

科学家运用生物科技的“变因转移”技术，截取一段外来基因，接到某种生物体上，以改变此物种原来的基因，因此一些看起来普通的大豆、玉米，其实在基因上都已有改变。如某些大豆含有除草剂农药基因，可以抗杂草；有的玉米含有抗玉米虫的基因，可以减少用药量。一般来说，基因改变后的食品的抗药性、营养素含量都会增加，成长也会变快，但却存在违背自然生态平衡、容易引发过敏、改变食物营养素、基因改造食品安全测试不足等问题。

# 家常生鲜食物的排毒选购及烹调法

除了选购时擦亮眼睛之外，买回家后在清洗、加工烹煮时注意采用适当的方式，也有助于彻底拒绝毒素，留下对健康有益的营养成分！

## 蔬果类

**选购排毒**

①最好选择有昆虫咬痕、外观不太完整漂亮的。因为外表太过美观的蔬果，大多是因为喷洒了农药的关系。要注意蔬果上是否有残留药斑或化学药品的气味。

②不要购买非时令的蔬果。为了延长蔬果的存放时间，种植户都会使用药剂。

③购买以自然方式栽培的有机蔬果。

④如果不是现吃，一定先做好分类，再包装。不同的蔬果有不同的处理方式，叶菜类要先摘掉黄烂的叶子，再用微

湿的报纸包好，以根部直立的方式放入冰箱内冷藏。马铃薯等根茎类要在室温下保存。水果最好是常温保存，不要立刻放入冰箱，但已处理切片的水果最好放冰箱冷藏，苹果、梨子可以泡在盐水中保存，以免氧化。

**洗涤排毒**

①洗涤前，要先做好摘、剥、切的步骤。圆白菜、花菜、西兰花、白菜等定要一片片或一朵朵剥开；如果是四季豆、豇豆、豌豆等就要摘除两端蒂头、再去掉丝；葡萄要一颗颗摘下来。

②为了洗净蔬果表面的农药和污垢，最好是用清水逐片逐片地冲洗三遍以上，或是在盐水中浸泡10分钟。不过，盐水无法洗净脂溶性农药，最好还是用清水冲洗或稍浸泡。

**烹调排毒**

①摘掉果蒂或切开后的水果最好马上吃掉，以避免氧化。如果无法立即吃完，可滴上柠檬汁、菠萝汁或浸泡盐水，防止氧化变黑。

②有机栽培的蔬菜，可以采用生吃或凉拌的吃法；而一般大规模栽培的蔬菜，可以用滚烫或快炒来烹调，这样不仅不用担心污物吃进肚里，还可以充分享用蔬菜的营养素。

## 家禽肉类

**选购排毒**

①猪肉或牛肉，以色泽红润、肉质有弹性、有光泽，且脂肪部分呈白色者为佳；如果颜色看起来不自然则有可能是

注过水。鸡鸭肉以腹部光滑、肌肉结实、皮肤细致、有弹性为佳。

②若肉有怪味、有渗水则表示肉已不新鲜。

③选择有认证标准的肉品，或者是到可靠的老字号店铺购买。

**洗涤排毒**

①在处理肉品前，要将砧板洗干净，避免细菌滋生。

②立即烹调食用的鲜肉，要先用清水冲洗干净，再依各种烹调方法处理；若不是立即食用，则不用冲洗，装入保鲜袋再置于冷冻室冷冻保存即可。

③烹调冷冻肉品时，注意解冻时流出的血水不要沾到其他食材上，以免滋生细菌。而解冻后的肉品需用清水冲洗，尽快烹制，解冻后的鱼肉最好一次性吃完，不要再复冻。

**烹调排毒**

①生的猪肉、牛肉可能含有寄生虫，鸡肉易带沙门氏菌，加上现在经常出现的禽流感，所以一定要烹煮熟透后再食用。

②烹调家禽肉类的锅一定要加热到90℃～100℃的高温，温度足以杀死细菌，才能确保饮食的安全。

## 鱼贝类的健康处理

**选购排毒**

①新鲜的鱼，其鳃部色泽红艳、眼珠明亮，鱼皮有光泽，肉质有弹性；若鱼鳃呈黑褐色，眼珠混浊、腹部无弹性，表皮有些黏液，则说明这鱼已经不新鲜了。

②新鲜的墨鱼、花枝（即乌贼），肉质坚韧有光泽。如果肉质看起来浑浊、摸起来缺乏弹性，还有一股臭味，那就不新鲜了。

③新鲜虾的头与身体是连在一起的，且虾壳紧实。如果头与虾身分开，就表示不新鲜了。

④新鲜贝类的壳会有光泽，放在水里会吐泡。

⑤水产类最好买鲜品，即买即食，如需存放，则须冷冻保存；如果是深海类水产，以冰鲜品为佳，冷冻品次之。

**洗涤排毒**

①处理鱼类、贝类前，应先将砧板洗干净，避免细菌滋生。

②用冷冻鱼肉烹调时，注意解冻流出的血水不要沾到其他食材，以免滋生细菌。而解冻后的鱼肉，需用清水冲洗干净，尽快烹制。

③贝类要用盐水浸泡，既能让贝类吐出泥沙，又可以保持其新鲜。

**烹调排毒**

①可用做生鱼片的鱼类，食用时最好能搭配可以杀菌的萝卜泥或芥末。以免误食带有肠炎弧菌的鱼肉，造成腹泻、呕吐。

②某些贝类会有麻痹性贝毒，这是一种细菌毒，会致死，只要发现口感不对，一定要立即吐掉或就医，避免中毒过深。

③烹调鱼肉时，可以先用酒、姜腌渍，能杀菌、去腥。

④烹调鱼肉时，可以搭配葱、姜、蒜、辣椒等食材，除了丰富口感外，还能杀菌祛毒。

## 食品加工中常用的添加剂

目前在食品加工中常用的添加剂有以下8种：

### ● 防腐剂

防腐剂可抑制细菌、霉菌生长，防止食物变坏。用于酱油和饮品的防腐剂为安息香酸，又称苯甲酸，安息香酸会与甘氨酸化合成马尿酸，并从尿中排出，剩余部分则与葡萄糖醋酸化，有解毒作用，但由于整个解毒过程是在肝脏进行，对肝有极大影响，肝功能不佳者要少吃含防腐剂的食品。

另一种防腐剂是用于饼干、果汁、饮料、糖果、萝卜干、花生酱及豆皮、豆干等熟食的山梨酸，它又叫己二烯酸。山梨酸是一种不饱和脂肪酸，可参与人体内的正常代谢，毒性很低，为世界各国所允许使用的防腐剂。

但要注意：防腐剂会因为日光、温度及原有加工食品的影响而变质，所以不要买过期或临近过期的食物。

### ● 亚硝酸盐

亚硝酸盐常被用在新鲜或加工的肉品上，如香肠、腌肉、火腿、腌鱼、肉干等腌制品。亚硝酸盐会与食物中的蛋白质分解物二级胺结合形成亚硝胺，亚硝胺是一种强烈且普遍存在的致癌物质，会引起胃癌、肝癌、口腔癌、食道癌、肺癌和肝癌等。

## 亚硫酸盐

亚硫酸盐一般称为还原剂，可作为抗氧化剂。在罐头食品、新鲜及干燥的蔬菜水果、新鲜及冷冻的贝类、洋芋片、沙拉酱、啤酒等多种食品中都可看到。通常情况下，亚硫酸盐被食入后会转变成硫酸盐，随尿液排出，但过敏体质者，尤其是气喘患者，食入过量亚硫酸盐会诱发呼吸困难、腹泻、呕吐等症状。

**小贴士**

**何谓氧化**

氧化是指某种物质与空气中的“氧”产生反应，在此过程中会产生极大的破坏力，铁生锈或切开的苹果、马铃薯变黑都是氧化的关系。体内细胞在新陈代谢时，也会产生氧化作用，造成自由基现象。为了避免氧化，必须使用抗氧化剂减缓氧化现象。

## 人工色素

人工色素是为了美化食品外观，刺激食欲，常被用在糖果、蛋糕、蜜饯上。但这些食用色素皆以煤焦油为原料，经化学反应合成，对人体没有任何营养。目前可使用的合成煤焦油色素，包括红色6号、7号、10号，黄色4号、5号，绿色3号，蓝色1号、2号等八种，其中红色2号、黄色4号已发现含有强烈致癌物，禁止用在食品上，只能当工业色素使用。

## 谷氨酸钠

谷氨酸钠又名味精，因为与食盐搭配可让料理更美味，成为一般家庭、餐饮店都经常使用的调味料。但是，味精食用过量容易产生舌头、两颊麻木等过敏现象，严重影响健康。如果想让身体避免毒素侵袭，那此类调味料要酌情少用或不用，学会品味食物天然的原味，或是用其他天然食物来进行调味。比如鲜味可以通过加入肉类骨头高汤来实现。

## 糖精

糖精就是人工甜味剂，只要一点点就会让人产生甘美的甜味味觉，增加食欲。经常被用在瓜子、肉松、卤豆干、蜜饯上，其成本比使用糖低许多。糖精若与酸一同食用会产生血液毒，长期食用会对肝、胃及肾造成机能障碍及损伤。

## 硼砂

硼砂主要是用来增加食品的韧性、弹性及保质期，最常用于保存虾、鱼丸或年糕、面条。硼酸会影响消化酵素的作用，让人食欲不振。过量食用会中毒，发生呕吐、腹泻、休克及昏迷症状，严重者甚至会死亡，目前已被禁用。

## 过氧化氢

过氧化氢可用来漂白、杀菌。一般市售的鱼丸、面粉、鱿鱼丝，常有卖家为了增加卖相而添加过氧化氢。但是这种食物如果食入过多，会引起头痛、呕吐症状，造成身体极度不适。

## 巧选加工食品，避免添加剂侵害

以下7种加工类食品最容易发生食品添加剂过量，也最容易被黑心店家鱼目混珠以次充好。

### 牛肉干或猪肉干

食品添加剂：添加亚硝酸盐作为防腐剂。

健康隐患：亚硝酸盐会与食物中的蛋白质分解物二级胺，结合形成亚硝胺，可致癌。

选用提示：为避免亚硝胺的形成，请务必控制食用量。也不要与含胺类的食物一起食用，包括干贝、鱿鱼、虾米、秋刀鱼、番茄等。由于肉干类食品的含盐量较高，糖尿病及心脏病患者要避免食用。

### 鱿鱼丝

食品添加剂：卖家常会添加过氧化氢进行漂白，以提升卖相。

健康隐患：食用过多会引起头痛、呕吐症状。

选用提示：为了在享受好口味的同时避免身体不适，最好选择原色的鱿鱼丝。

### 干贝

食品添加剂：为防止干贝腐坏，商家常会用大量的盐腌渍，让口感变咸且易碎断裂。

健康隐患：糖尿病及心脏病患者不宜多吃，以免导致病情的恶化。

选用提示：新鲜干贝的颜色接近白色，用机器直接干燥的干贝呈琥珀色。如果干贝的颜色过白，则可能是经过化学药剂处理的，不要购买。断裂或有咸味、霉味的干贝也不要购买。干贝在烹煮前一定要浸泡30分钟，再蒸30分钟，这样可以去掉盐味及霉味。

## ● 冰冻虾

食品添加剂：黑心虾会添加硼砂，增加虾肉的弹性，吃起来会有脆脆的口感；另外也有添加亚硫酸氢钠的情况，目的是防止虾头及脚的颜色变黑，让虾保持新鲜的卖相。

健康隐患：硼砂食用过量会让人呕吐、腹泻、休克、昏迷；食用过量的亚硫酸氢钠同样会引起腹泻、呕吐症状，严重者甚至会呼吸困难。

选用提示：新鲜优质的冰冻虾的虾头与虾身会紧密连接，不易脱落，外观色泽亮丽，摸起来结实有弹性。如果摸起来滑滑的或是虾壳上有斑点，就表示不新鲜且含有添加剂，不要购买。

## ● 虾米

食品添加剂：虾米是将小虾蒸煮后再晒干或烘干制成，是中式料理经常使用的鲜味干货。黑心虾米可以是添加过量的二氧化硫，防止虾变色，或是添加工业染料，让虾子颜色变红。

健康隐患：食用过多的二氧化硫，会增加过敏、骨质疏松的概率；长期食用工业染料，则有致癌的危险。

选用提示：新鲜的虾米呈天然的橘红色，黑心虾米则呈现鲜艳的红色。也可用鼻子闻闻，新鲜虾米有淡淡的虾香，否则就有问题。

## 鱼浆制品

食品添加剂：鱼浆是采用有胶质的鱼肉，经过清洗、去腥、去骨、去刺、脱水、搅拌留下的鱼肉精华。鱼浆最常用于制作鱼丸、贡丸。为了延长食用期限，在制造时会依需要而加入各种食品添加剂，如有防腐作用的已二烯酸，增加脆度的磷酸盐，调味的砂糖、盐、枸橼酸钠、味精等。黑心鱼浆制品往往会放过量的调味剂，或添加禁用的硼砂或漂白剂。

健康隐患：食用过量的硼砂或漂白剂，会有呕吐、腹泻、红斑、休克及昏迷等症状发生，甚至有致癌的危险。

选用提示：最好选购有品牌包装或明确标识食品添加剂的产品。

## 瓜子

食品添加剂：部分黑心厂商常会添加明矾避免瓜子受潮，或是用滑石粉、矿物油或石蜡，让瓜子外表看起来有亮泽，甚至使用工业盐加味。

健康隐患：大量食用可导致肠胃不适，长期食用有致癌危险。

选用提示：选购瓜子时，最好选择有外包装、商品标识的袋装瓜子，不要选择散装瓜子。若真想购买散装瓜子，也要避免选择外表太油亮的，并且要仔细闻闻，有气味则代表瓜子已经放置很长时间了。

# 食物中的排毒剂

## 人体排毒需要的营养素

### 清除肠道垃圾的营养素

膳食纤维可清扫肠道垃圾。膳食纤维包括纤维素、半纤维素、果胶等，它们能像海绵一样吸附肠道内的代谢废物以及随食物进入体内的有毒物质，并及时将其排出体外。同时，它们又像是一把刷子，能清除粘在肠壁上的废毒物质和有害细菌，使大肠内壁形成光滑的薄膜，利于食物残渣快速通畅地排出体外。蔬菜中膳食纤维含量为1%～2%，平时适当增加蔬菜和粗粮的摄入量，即可满足人体对膳食纤维的需求。绿叶蔬菜如波菜、芹菜、白菜等含有大量的绿色纤维素，可以清理肠道。

### 清除自由基的营养素

自由基，是人体内的副产物，包括超氧离子自由基、过氧化氢及羟自由基等，它们会损害脱氧核糖核酸和胶原蛋白，破坏组织细胞，出现皱纹、老年斑等衰老迹象和引起癌症、老年痴呆等多种疾患。

酶类：超氧化物歧化酶、过氧化氢酶、谷胱甘肽过氧化物酶等都是抑制、清除自由基的“超级清洁剂”。蒜的超氧化物歧化酶含量丰富，红色、紫色蔬菜像紫甘蓝、红皮萝卜、心里美萝卜等都具有较强的抗氧化功能。

维生素E：是重要的自由基清除剂，能阻止脂质过氧化作用，防止动脉粥样硬化及降低脑卒中和心肌梗死的风险。鱼、虾、干果含有较多维生素E可适量多食。

维生素C：有多种抗氧化特性，并可祛除有氧化作用的空气污染物毒性。每100克食物中维生素C含量在40毫克以上的蔬菜依次为：萝卜缨、甜椒、油菜、花菜、甘蓝、苦瓜、西洋菜、绿花菜等。

### ● 中和体内酸性的碱性食物

正常情况下，人体血液呈弱碱性状态。如果酸性成分过多，就会变成酸性体质，成为滋生多种疾病的温床，70%的疾病都发生在酸性体质的人身上。日常食物按其在体内的最终代谢产物的性质，可分为酸性与碱性两大类，前者如禽、畜、鱼等肉食及蛋类、糖、米和面等，在体内的代谢产物为带阳离子的酸根，可使血液偏酸，但被人们认为是高营养食品，大量摄入，使体内的酸性成分增多。此时应多食蔬菜、水果、奶类等含碱性食物，即可及时抵消过多的酸性成分，保证血液维持在呈弱碱性的正常状态。

## 功效显著的三类排毒蔬菜

### ● 通便型蔬菜

消化道是人体最重要的排毒管道之一。大便不通畅是消化排毒功能弱化的标志。中国传统医学以“药食同源”为依据，在长期临床验证的基础上，认定下列蔬菜具有通便作用：菠菜、茼蒿、空心菜、苋菜、大白菜、山芋、葱、百合、土豆、竹笋、南瓜等。

## 利尿型蔬菜

尿道也是人体最重要的排毒管道之一。蛋白质代谢产物如尿酸、尿素等以及药物的代谢物质，都要通过尿道排出体外。中国传统医学认为下列蔬菜具有利尿功能：冬瓜、南瓜、黄瓜、瓠瓜、大白菜、竹笋、荠菜、苋菜、黄花菜、茼蒿、生菜、莼菜、水芹、葱、百合、大头菜、山慈菇、洋葱、蚕豆、豌豆、豇豆、绿豆芽等。

## 发汗型蔬菜

出汗可降低体温，排除内热，祛风解毒。因此，保持汗腺通畅，避免毒素存于体内引发疾病，是防病健身的又一道重要防线。传统医学认定，下列蔬菜具有发汗功能，如大葱（通阳发汗）、芫荽（香菜，发汗透疹）、生姜（解表散寒）、辣椒（祛风发汗）、苏叶、藻莎等。

# 你身边的天然排毒食物

大自然中有很多食物都有抗污染、清血液、排毒素、清体毒的功效。在日常的饮食中有意识地选择一些排毒的食物，可有效缓解肝脏负担，起到护肝、养肝的目的。

## 蔬菜类

**苦瓜**

苦瓜具有解毒明目、养颜美容、消暑涤热之功效。苦瓜中含有一种具有明显提高抗癌生理活性的蛋白质，这种蛋白质能够激发人体免疫系统的防御功能，增强免疫细胞的活性，消除体内的有害物质。一般说来，天然苦味食品都具有解毒功能。

### 黄瓜

黄瓜味甘，性平，具有显著的清热解毒、生津止渴的功效。黄瓜富含多种营养成分，尤其是含有丙醇二酸、葫芦素及柔软的细纤维等，是难得的排毒养颜食品。黄瓜中的黄瓜酸，能促进人体的新陈代谢，排出毒素。黄瓜中维生素C含量极高，有助于美白肌肤、保持肌肤弹性，抑制黑色素的形成。嫩籽部分含大量维生素E，有助延缓衰老。

### 芹菜

芹菜中丰富的植物纤维素可以过滤体内的废物，经常食用可以刺激身体排毒，可用来改善由于身体毒素累积造成的疾病，促进毒从大便排出。此外芹菜还可以调节体内水分的平衡，改善睡眠。

### 油菜

中医认为，油菜味辛、甘，性寒凉。入肺、肝、脾经，具有活血散瘀、消肿解毒、宽肠通便、强身健体等功效。适用于游风丹毒、手足疖肿、乳痈、习惯性便秘、老年性缺钙等病症。油菜中含有大量的植物纤维素，能促进肠道蠕动，增加粪便的体积，缩短粪便在肠腔停留的时间。从而有助于治疗便秘，预防肠道疾患。

### 地瓜叶

地瓜叶纤维质地柔细、不苦涩，容易有饱腹感。又能促进胃肠蠕动、预防便秘。把新鲜地瓜叶洗净后用开水烫熟捞起，加入剁碎的蒜末及少许盐、油拌匀，就是一道美味爽口的排毒小菜。

**萝卜叶**

萝卜叶含丰富的维生素和植物纤维素，有促进食欲、疏通肠道的作用，也能改善便秘。将洗净沥干的新鲜萝卜叶打成汁，再加入少许蜂蜜一起饮用。常饮可排毒和保健。

**胡萝卜**

胡萝卜味甘，性凉，有养血排毒、健脾和胃的功效，素有“小人参”之称。现代医学已经证明，胡萝卜是有效的解毒和排汞食物，它含有丰富的胡萝卜素、维生素A、果胶，可与体内汞离子结合，有效降低血液中汞离子的浓度，加速体内汞离子的排出。每天吃胡萝卜，还可以刺激胃肠的血液循环，改善消化系统功能，抵抗可导致疾病、使人衰老的自由基。另外，白萝卜、红萝卜等也具有上述功效。

**红薯**

红薯中含有大量膳食纤维，能增加肠道蠕动，促进排便，还能有效地阻止糖类变为脂肪，有利于瘦身减肥，故营养学家称其是营养最平衡的保健食品，是最为理想的减肥食物。红薯还含有大量黏液物质，包括黏液蛋白、黏液多糖等。它能保持人体血管壁的弹性，防止动脉粥样硬化的发生，还能使呼吸道、消化道、关节腔保持润滑。另外，红薯中所含的淀粉和纤维素在肠道内可吸附大量水分，增加大便体积。这既可预防便秘，又能减少肠癌的发生。

### 山药

山药可调理消化系统，减少皮下脂肪沉积，避免肥胖，且能提高免疫功能。以生食排毒效果最好，可将去皮后的山药和菠萝切成小块，一齐打成汁饮用，有健胃清肠的功能。

### 洋葱

洋葱能促进肠胃蠕动，增强消化能力，还含有丰富的硫，和蛋白质强化结合后对肝脏特别有益。煮一锅以洋葱为主的蔬菜汤，加入西兰花、胡萝卜、芹菜等多种高纤蔬菜，通便排毒效果显著。

### 莴笋

莴笋中含有大量的膳食纤维，能促进肠道蠕动，帮助排出体内的毒素。同时，莴笋中还含有甘露醇、乳酸、苹果酸、天冬碱和精油，可促进人体新陈代谢，促使毒素迅速排出，让痘痘不会冒出来，使皮肤更光洁。

### 莲藕

莲藕有利尿作用，能促进体内废物快速排出，借此净化血液。莲藕冷热食用皆宜。将莲藕榨成汁，再加一点蜂蜜调味直接饮用，也可以小火加温，加一点糖，趁温热喝。

## ● 水果干果类

### 苹果

苹果中丰富的果胶可避免食物在肠内腐化，另含有大量的膳食纤维，让它有很好的清肠排毒作用。选择苹果时，最好经常换着颜色吃，效果更好。

### 草莓

草莓含有多种有机酸，富含果胶和矿物质，是不可忽略的排毒水果。在自然疗法中，草莓可用来清洁胃肠道、强固肝脏。但草莓酸性较强，每次不宜多吃，否则易使身体酸碱失衡。

### 樱桃

樱桃的果肉能去除毒素和不洁的体液，因而对肾脏排毒具有很好的辅助效果，同时还有温和的通便作用。食用时，最好选择果实饱满结实、带有绿梗的。

### 葡萄

深紫色的葡萄排毒效果最好，它有助于肠内黏液的组成，能帮助清除体内的垃圾。唯一的小缺点就是热量有点高，40颗葡萄相当于2个苹果的热量。

### 荔枝

荔枝味甘、酸，性温，有补脾益肝、生津止渴、解毒止泻等功效。荔枝有补肾、改善肝功能、加速毒素排出、促进细胞生成、细嫩皮肤等作用，是排毒养颜的理想水果。

### 无花果

无花果为水果中之佳品。富含有机酸和多种酶，具有清热润肠、助消化、保肝解毒的功效。近年来研究发现，无花果对二氧化硫、氯化氢、苯等有毒物质有一定防御作用。

### 火龙果

火龙果中含有植物白蛋白，有吸附体内重金属的作用。火龙果中大量的芝麻状的种子，有很好的润肠通便作用。

### 柠檬

柠檬含有丰富的有机酸、维生素C和生物类黄酮素，是美白肌肤的营养水果，对肝脏有很好的保护作用，是天然的身体净化剂和解毒剂。

### 杏仁

杏仁的营养成分十分均衡，它可以润肺清火、排毒养颜，对因肺燥引起的咳嗽有很好的疗效，是没有副作用的排毒食品。

## 菌类

### 木耳

木耳有排毒解毒、清胃涤肠、凉血滋润、和血止血等功效，能够消解血液中的热毒。木耳中所含的一种植物胶质有较强的吸附力，可吸附人体消化系统的灰尘杂质，再排出体外，从而起到清洁血液、排毒清胃的作用。经常食用能有效清除体内污染物质。在粉尘环境中作业的人，应多食木耳。

### 冬菇

冬菇味甘，性凉，有益气健脾、解毒润燥、加快机体排毒等功效。冬菇含有多糖类物质，可以提高人体的免疫力和排毒能力。抑制癌细胞生长，增强机体的抗癌能力。此外，冬菇还可降低血压、胆固醇，预防动脉硬化，有强心保肝、促进新陈代谢及加强体内废物排泄等作用，是排毒强身的最佳食用菌。

## 杂粮类

### 绿豆

绿豆富含B族维生素、葡萄糖、蛋白质、淀粉酶、氧化酶、铁、钙、磷等多种成分。绿豆汤性寒凉，可加速体内有毒物质的代谢和排出，自古就是极有效的解毒剂。

### 薏仁

薏仁可促进体内血液循环、水分代谢，发挥利尿消肿的效用，有助于改善水肿型肥胖，还有一定的抗肿瘤作用。将薏仁直接用开水煮烂，根据个人口味添加少许糖，是美白肌肤的天然保养品。

### 红小豆

红小豆可增加肠胃蠕动、减少便秘、促进排尿。将红小豆泡一夜后煮成红豆汤，当茶饮用能有效促进排毒。

### 糙米

糙米含有可溶性植物纤维，可促进肠道蠕动、软化粪便，加快排出废物，减少致癌物质对直肠的刺激，预防便秘和肠癌，被称为清洁大肠的“管道工”。

## 其他类

### 姜

姜味辛，性微，有健脾胃、解表、散寒、排毒之效，有利于毛囊孔的开放和皮脂分泌物的排出。姜中含有多种芬芳挥发油，口服后，机体慢慢吸收，从体内向外发汗，能达到良好的自然排毒效果。生姜所含的生姜酚能抑制前列腺素合成，能减少胆固醇的生成，可有效防止胆固醇过多形成结石。生姜中含有的辛辣姜油和姜烯酮，对伤寒有疗效，对沙门氏菌等病菌有强大的杀灭作用。

**红糖**

红糖中含有的特殊成分“糖蜜”，具有强力解毒功效，能将过量的黑色素从真皮层中导出，通过全身的淋巴组织排出体外，从源头阻止黑色素的生成。另外，红糖中富含的胡萝卜素、核黄素、烟酸、氨基酸、葡萄糖等成分对细胞具有强效抗氧化及修护作用，能使皮下细胞排毒后迅速生长，避免出现色素反弹。

**魔芋**

魔芋含有丰富的植物纤维素、人体所需的多种氨基酸、微量元素、维生素及不饱和脂肪酸，是一种非常好的减肥食品，热量几乎为零，是有名的“胃肠清道夫”、“血液净化剂”，能清除肠壁上的废物。

魔芋富含水溶性膳食纤维，在人体肠道内吸水后可高倍率膨胀，既能软化大便、治疗便秘，又能缓解腹泻，同时还可吸附、清理肠道内的残留物和多余脂肪，从而清除体内毒素、平衡过剩营养、防治“三高”，达到润肠通便、减肥美体、排毒养颜的功效。

**海带**

海带含有一种叫作硫酸多糖的物质，能够吸收血管中的胆固醇，并把它们排出体外，使血液中的胆固醇保持正常含量。海带中的胶质能促进体内的放射性物质随尿液排出体外。海带中的褐藻酸能减慢肠道吸收放射性元素锶的速度，使锶排出体外。此外，海带对进入体内的镉也有促进排泄的作用。另外海带表面有一层略带甜味儿的白色粉状物有良好的利尿作用，可治疗肾功能衰竭、药物中毒、浮肿等病症。中老年男性更应多食海带，以保持前列腺和肾脏的健康。

**猪血**

猪血味甘苦，性温，有解毒清肠、补血美容的功效。猪血中的血浆蛋白被人体内的胃酸分解后，可产生一种解毒、清肠的分解物，能够与侵入人体的粉尘、有害金属微粒发生化学反应，可有助于毒素排出体外。长期接触有毒有害粉尘的人，特别是每日驾驶车辆的司机，应多吃猪血。

**蜂蜜**

蜂蜜味甘，性平，蜂蜜中的主要成分葡萄糖和果糖，很容易被人体吸收利用，自古就是滋补强身、排毒养颜的佳品，也是功效显著且最为廉价的解毒食物。

**豆腐**

豆腐作为食药兼备的食品，具有益气、补虚等多方面的功能。豆腐是植物食品中蛋白质含量比较高的，含有8种人体必需的氨基酸，还含有动物性食物缺乏的不饱和脂肪酸、卵磷脂等。因此，常吃豆腐可以保护肝脏，促进机体代谢，增强免疫力。豆腐中所含的蛋白质和人体必需的脂肪酸是维持肌肤弹性、保持肌肤光滑细嫩的重要物质，并含有可以促进血液循环的维生素E和维持肌肤健康的维生素B族，可帮助肌肤代谢黑色素，淡化色斑。此外，所含的大豆黄酮还能有效地滋养肌肤，使肌肤美白细嫩。

**芦荟**

芦荟中含有丰富的纤维素、有机酸，能软化血管，扩张毛细血管，清理血管内毒素，同时还能提高免疫力，补充多种氨基酸、维生素和微量元素，经常食用会使人感觉肠胃舒服、神清气爽、精力充沛。芦荟能消除体内酸毒，改善酸性体质。芦荟不仅能分解体内有害物质，还能中和外部侵入的毒素，能解除药物中毒或抗生素及其他化学药物引起的副作用。

**花粉**

花粉是肠道的清道夫，常吃花粉就可以维持肠道秩序，花粉自古以来就被视为美容护肤佳品，很大程度上就是取决于它清肠排毒的功能，体内无毒、血液干净，肌肤自然明净透亮。

**茶叶**

茶叶味甘苦，性微寒，能缓解多种毒素。清陈元龙《格致镜原》引《本草》云："神农尝百草，一日而遇七十毒，得茶以解之。"茶叶中含有活性物质茶多酚，是一种天然抗氧化剂，可清除活性氧自由基，对重金属离子具有沉淀和还原作用，可作为生物碱中毒的解毒剂。茶多酚能提高机体的抗氧化能力，降低血脂，缓解血液高凝状态，增强细胞弹性，防止血栓形成，缓解或延缓动脉粥样硬化，抵御电脑辐射对人体产生的不良影响。

# 备受推崇的饮食排毒计划

## 第一步：禁食排毒，快速净化身体

排毒的首要目标是把尽可能多的毒素从身体里清除出去。为达到这个目标，除了要分解、排出已驻留于体内的毒素外，还要尽可能减少进入身体系统的新毒素的数量。以下方法可以有效净化身体：

禁食法；

简单、清淡、易消化的食物，减少糖毒、脂毒摄入；

大量喝水，通过肾脏排尿将水溶性的毒素排出体外；

有机饮食改变有害的饮食习惯，尽可能少吃盐、糖，不接触咖啡因、酒精饮料和香烟（包括主动吸烟和被动吸烟）；

通过补充益生菌来提升肠道健康水平；

通过使用草药补剂来增强肝脏功能；

许多推崇自然疗法的医师相信，适当禁食可以帮助人体清除毒素，而这些毒素将会随着体内脂肪的消耗得以排出，同时可通过促进生长激素的分泌而延缓衰老的进程。

运动排毒：运动增加汗出，汗出可以排出铅、镉等重金属毒物。

### 时下几种广受欢迎的禁食方式

只喝水的禁食（每天喝2升以上矿物质水、泉水或者蒸馏水）；

只喝果汁的禁食（例如苹果汁或者胡萝卜汁）；

喝酸奶和果汁的禁食；

单一模式：在这种禁食方式中，禁食者只食用单一品种的食物，如苹果，或者葡萄；除了喝水以外，禁食者还可以选用自己喜欢的果汁；

有效的禁食应该简单且清淡，具体应当包括有机的果汁、水果、蔬菜，而并不是什么都不吃。你可以根据自己的身体情况进行短时间的禁食（以禁食后无明显不适，胃肠部有轻快舒适感为佳），而对那些一直有着不良的生活习惯、接触毒素很多的人来说，骤然的严格禁食可能会导致所谓的“无效排毒”。

**小贴士**

**何谓无效排毒**

无效排毒可能发生在毒素从脂肪储存转移进入循环系统的过程中，而这部分毒素的数量要远远高于能够被立刻清理出体外的毒素数量。因此，肝脏的酶系统处于超负荷运作状态，很多毒素无法及时处理，使得更多的毒素进入血液系统，不断在体内循环。无效排毒会让人感觉身体很差，可能会引起炎症、皮疹、肌肉酸痛和关节痛。事实上，无效排毒引起的综合症状会让人有种“雪上加霜”的感觉，很多人都曾在严格的饮水禁食过程中经历过这种症状。如果你感觉身体有什么地方不对劲，请立刻停止你正在进行的禁食活动，因为此时，你的身体已经处于无效排毒的重压之下无法正常工作。这个时候，你需要的是一些清淡的食物，而不是硬撑着继续禁食。

## 以下情况不宜禁食

如果你的身体出现以下任何一种情形，请不要贸然进行禁食：

体重偏轻；

在怀孕或者哺乳期内；

正承受极端的压力；

患有贫血症；

患有I型糖尿病（早期发作）；

正在服用不可中断疗程的处方药物；

肾功能衰竭；

患有严重的肝脏疾病；

患有痛风（除了在专家的监控之下）。

一般医生会建议女性在月经期间停止禁食。

## 禁食应该持续多长时间

如果选择只补充液体的禁食方式，一个星期禁食一天会比较安全，或者偶尔进行一次2～3天的禁食。在没有经验丰富的营养专家进行监督的情况下，进行严格禁食的时间不要超过3天。如果身体很差、需要进行治疗或者近期正服用处方药物，那么请先征求医生的意见再决定是否禁食。如果在禁食开始后感觉身体状况变差，请立刻停止禁食。

# 果汁“禁食法”

如果你想进行一次持续时间不超过2天的禁食，最好使用仅食用果汁和酸奶的禁食方法，而不选择饮水禁食法，因为饮水禁食法对大多数人来说都太过严格。

在禁食期间，一些脂肪含量低的身体组织（肌肉）必然会被分解。如果能通过饮用含有葡萄糖的果汁来给身体提供能量，这种组织消耗就会减小很多。即使摄取少量的葡萄糖也能有效保护肌肉组织，这种情况被称为“蛋白质的节省作用”。

比起饮水禁食，果汁禁食会让人感觉精力更充沛，因为果汁中的简单碳水化合物为细胞活动提供了葡萄糖。果汁和蔬菜汁都含有丰富的维生素、矿物质、抗氧化剂和植物化学物（植物化学物是从有排毒作用的植物中提取的保护性物质）。这些营养物质可以使你的排毒计划拥有一个良好开端。含有益生菌的酸奶在帮助清除毒素的同时还能够保持肠道环境的健康。

## 果汁禁食期间的注意事项

不要服用任何药物，包括非处方药物；

不要抽烟；

不要喝咖啡因饮料；

不要喝含酒精的饮料；

不要食用任何补品，除了乳酸菌酸奶（对肠胃健康有益的益生菌）；

不要进行正式的锻炼，可以进行一些柔和的伸展运动和散步；

不要用热水洗澡，只用温水洗澡。

## 可用于果汁禁食法的果汁食谱

在排毒过程中，最好用有机的蔬菜和水果制作蔬菜汁和水果汁。新鲜的果汁有着乳状的表面、牛奶般的色调和非常出众的口味。

喝多少果汁就制作多少，不要一次做得太多，新鲜果汁很快就会开始腐败、褪色（例如苹果、猕猴桃、鳄梨、胡萝卜），所以要现做现喝。

柠檬、西瓜和苹果制作的果汁是排毒的最佳选择。

用苹果、柠檬和西瓜榨取的果汁有很好的清洁内环境的功能，因此它们在排毒过程中的用处很大。以下果蔬汁组合中，苹果、西瓜、柠檬可以互相替换。

苹果+香蕉

苹果+薄荷

苹果+黑莓

苹果+黑醋栗

苹果+柠檬

苹果+草莓

苹果+火龙果

苹果+莴苣+番茄

苹果+茴香

苹果+芒果

芒果+猕猴桃

甜瓜+树莓

橘子+鳄梨+草莓

橘子+草莓

粉红葡萄柚+菠萝

柑橘+甜瓜

西瓜+苹果+柠檬

猕猴桃+草莓

芒果+橘子

桃子+猕猴桃

油桃+番木瓜

橘子+柚子

桃子+杏子

桃子+梨

粉红葡萄柚+姜根

西瓜+苹果

西瓜+柠檬

青椒+莴苣+胡萝卜

红辣椒+胡萝卜+香芹

红辣椒+番茄+香菜

菠菜+番茄+芹菜

番茄+黑胡椒

番茄+芹菜+香芹

番茄+黄瓜+生吃的小洋葱

胡萝卜+柠檬

胡萝卜+橘子

胡萝卜+梨子

胡萝卜+芹菜+苹果

胡萝卜+梨子+莴笋+香芹

# 第二步：禁食结束后的净化饮食阶段

如果进行了严格的禁食，胃将会暂时性地体积缩小，而且肠液的分泌量会明显减少。为了缓解结束禁食时重新恢复饮食可能引起的种种不适，应该在禁食结束后的几天里食用掺水的果汁或蔬菜汁、清水蔬菜汤、西瓜和酸奶。

如有可能，禁食结束后的净化应该以有机食物为主，否则你会把更多的毒素带进体内。在开始净化饮食之前，先吃1～2天清淡的半流体食物。如果进行的不是严格的禁食，那么可以立刻进入净化饮食阶段。这个饮食阶段的食物包括以下几种：过滤水或矿物质水加有机果汁或蔬菜汁、清水蔬菜汤、水蒸蔬菜、煮豆、燕麦、糙米饭、酸奶、鱼肉和鸡肉。

## ● 净化饮食所必须满足的两点要求

1. 能够提供足够的能量（至少是你每日所需能量的一半）。这样可以减少体脂的过量转化，减缓脂溶性毒素重新进入人体循环系统的速度。

2. 能够提供足够的蛋白质，以防止肌肉蛋白质的过度消耗，同时可确保循环系统不会因蛋白质在新陈代谢中产生过量的氮化物而使代谢系统负担过重。

## ● 净化饮食必须杜绝的食物

净化饮食中所含的物质和它能够提供的物质拥有同等的重要性。也许这是你有生以来第一次养成这种健康的饮食习惯，而这将意味着，你将再也不会接触这些对身体有毒性作用的物质：过量的咖啡因、盐、添加剂、人造甜味剂、农用化学品、酒精和糖。

咖啡因：咖啡因是一种兴奋剂，它作用在人体上的效果和人在压力状态下产生的反应是类似的。每天喝超过6杯咖啡因饮料就能够造成咖啡因中毒，中毒症状包括心烦意乱、易发火、头痛、失眠、震颤和疲倦。

盐：在净化饮食阶段中，不要在食物中加盐，这尤其重要。身体所需要的盐分应该来自水果和蔬菜，而水果、蔬菜中含有的钾元素还有助于清除体内过量的盐分。当你进入平衡饮食阶段开始全面补充身体所需营养的时候，最好依然保持不吃盐的习惯。理论上你每天摄入的盐不应该多于6克。

酒精：酒精在肝脏中的代谢，产物是乙醛——一种能够破坏肝脏、大脑和心肌细胞的细胞毒素。长期过量饮酒可能会引起肝脏损伤——脂肪变性、酒精性肝炎、肝纤维化和肝硬化四种。

全世界80%的饮用水都含有氯气，所以建议大家尽量饮用经过安全净化的水。

## 有机饮食，净化饮食阶段的基本要求

有机食物是通过有机农业生产方式培育出来的食物，很少经过加工工序，它们没有被杀虫剂、抗生素、激素或人造肥料处理过，也没有进行过基因改造和放射线照射。产品中潜在的人造有毒化学物的含量也较低。

如何挑选有机食品：

注意蔬菜包装上是否同时具备有机食品标识、有机认证标识，避免超市鱼目混珠；

注意包装上是否有明确的生产者相关信息；

看保存时间，有机蔬果储放时间更长；

用农残检测卡检测；

长期食用有机绿色食品，可以明显感觉免疫力增强，体质也会提升，这是体内毒素渐渐排出的表现。

## 净化补剂，净化饮食阶段的特别补充

一些补剂可以在排毒计划的净化阶段服用，如抗氧化剂、增强肝脏功能的补剂、增强肾脏功能的补剂和增强肠道功能的补剂。

需要注意的是，在进行饮水禁食时不要服用任何补剂。只在进行净化饮食和平衡饮食阶段服用指定的排毒补剂。请不要在怀孕或哺乳期间服用补剂，除非有具备相应资格的医师监督。

### ● 抗氧化剂

抗氧化剂是一种保护性物质，它在人体内“巡逻”，并帮助清理体内有毒的代谢产物。饮食中最重要的抗氧化剂是维生素A、类胡萝卜素、维生素C、维生素E和硒。

**维生素A、类胡萝卜素**

维生素A是一种脂溶性维生素，大部分储存于肝脏中；类胡萝卜素普遍存在于动物、高等植物、藻类中。

来源：含有维生素A（视黄醇）的食物，如肝脏、肾

脏、蛋、牛奶、奶酪、酸奶、黄油含有类胡萝卜素的食物，如甜玉米、胡萝卜、甘薯、菠菜、花菜、西蓝花、嫩圆白菜叶、芒果、红辣椒或黄辣椒、番茄。

剂量：如果你要食用纯的维生素A补剂，食用量一定要控制在每天5000国际单位（1500微克）以下，怀孕期间禁用；可以在服用含有天然β-胡萝卜素补剂（每天6～15毫克）的同时服用其他水果与蔬菜提取物。

### 维生素C

作为一种重要的水溶性抗氧化剂，维生素C保护着身体中所有含水的部分。

来源：猕猴桃、柑橘类水果、芒果、青椒、草莓、绿叶蔬菜以及花菜、西蓝花、紫甘蓝等。

剂量：排毒期间每天3次，每次1克（或者使用3克缓释配方药剂，1天1次），推荐使用酯化维生素C补剂。这种补剂含有预先消化过的维生素C，其中可以被身体直接利用的维生素C成分继承了母体物质的全部活性，但是它的pH酸碱度是中性的，不同于母体物质的酸性。比起标准补剂，酯化维生素C的细胞吸收速度更快，在体内停留的时间也更长，这些都是酯化维生素C的优点。

### 维生素E

维生素E是一种强效抗氧化剂，保护体脂不受自由基的毒害。它还能保护细胞膜、神经鞘、循环中的胆固醇分子、食物脂肪和体脂免遭自由基的化学攻击。维生素E是一种很好的解毒剂，适量服用维生素E可以有效降低冠心病和某些癌症的发病率。

来源：小麦胚芽油、鳄梨、鸡蛋、黄油、全麦谷物、坚果、含油鱼、花菜、西蓝花。

剂量：排毒期间每天食用15毫克。

**硒**

硒是多抗氧化酶正常活动所必需的矿物质，在众多抗氧化酶中有一种叫谷胱甘肽的过氧化物酶，可以清除由自由基作用生成的过氧化氢等有毒物质。作为抗氧化剂，硒能够对抗很多变性疾病，比如动脉粥样硬化、肺气肿、肝脏疾病、白内障、关节炎、中风和心脏病。相关试验也已证明每天服用硒可以使癌症的死亡率降低一半。

来源：巴西坚果、花菜、西蓝花、蘑菇、圆白菜、萝卜、洋葱、大蒜、芹菜、全麦食品、海产品。

剂量：排毒期间每天食用25～75微克。

## 促进肝功能的补剂

**洋蓟提取物**

洋蓟叶的提取物中含有一些独特的化合物，比如洋蓟酸，它有促进肝脏再生的功能，这和水飞蓟的提取物功效类似。洋蓟还可以有效地刺激胆汁分泌，能够快速缓解由于胆汁分泌不足所引起的恶心呕吐、胃肠胀气和消化不良等症状。

剂量：在排毒期间每天300~600毫克标准提取物（相当于16克的新鲜洋蓟）。

**蒲公英**

蒲公英的有效物质能通过各种途径来帮助机体稳步地清

除毒素。在肝脏中，它们增强了排毒活动、刺激了胆汁的流动，让更多的毒素通过肠道从而得以清除。对于肾脏来说，蒲公英具有的利尿作用可以促进体内水溶性毒素的排出。它还有促进排便的功能，可以促进肠道清除毒素。另外，蒲公英还含有一些有益矿物质，比如说钾，可以帮助机体清除多余的钠元素。

剂量：每天3次，共5～10克。注意：胆结石患者请不要使用蒲公英制品。

**大蒜**

标准大蒜粉锭剂的临床试验表明，长期规律使用大蒜能够降低血压、血脂水平（低密度脂蛋白、胆固醇和三酰甘油酯）和血液黏稠度，从而改善全身循环系统的健康状况。经常食用大蒜可以使患动脉粥样硬化的可能性降低25%，使患心脏病的可能性降低500%。

剂量：每天600～900毫克标准大蒜粉锭剂。

**姜黄**

姜黄为橘黄色、有芳香气味的姜科植物姜黄的根茎。姜黄中含有一种具有抗炎作用的抗氧化剂——姜黄素，姜黄素可以通过提高肝脏抗氧化酶的水平来刺激胆汁的分泌，增强肝脏功能。它还能促进肝脏细胞再生、减少血液凝固以及降低胆固醇水平。

姜黄所具有的消炎作用要比肾上腺可的松强很多，不仅如此，它的抗氧化作用也比维生素E更强大。

剂量：每天食用3～9克；外用适量。

## 促进肾脏功能的补剂

促进肾脏功能最常用的补剂是蒲公英和木贼，两者都有利尿作用。

**蒲公英**

蒲公英清浊化湿解毒，蒲公英的利尿特性是很早以前就被公认了的。

**木贼**

木贼是一种古老的植物，可用来改善肾脏功能、增强泌尿系统功能以及减少尿潴留。但是，它会减少人体的排汗量，而这种情况是排毒过程中要尽量避免的。

剂量：每天2～3次，每次1克。

## 改善肠道功能的补剂

**芦荟**

芦荟的叶肉中含有凝胶，凝胶中的滑腻物质（皂素）能吸收肠道中的液体和毒素并形成粪便。凝胶中还含有一种可以抗炎、抗氧化、杀菌和加速伤口愈合的物质。芦荟是排毒过程中治疗便秘的最佳药物。但它会引起子宫收缩，妊娠期和哺乳期的女性不能使用芦荟制品。

选购芦荟补剂一定要注意纯度，纯度大于40%时，芦荟的效力才会显现出来，要想获得理想的效果，纯度必须达到95%。

剂量：开始时使用小剂量（比如每天1小匙），逐渐增加到每天1～2大匙，直到找到适合你的剂量。芦荟有很强的通便效果，但使用太多可能会引起强烈的腹泻反应。

**辣椒**

辣椒可以刺激血液循环、促进排汗。它还可以通过刺激肠液的分泌来增强肠道毒素的清除，从而达到帮助消化的目的。

剂量：胶囊或片剂，每天500～1000毫克；酊剂，每天1～2毫升。

**生姜**

生姜是历史最悠久的药用香料之一，具有止痛、抗过敏、抗炎和止吐效用，再加上促进排汗的增温效果使其有很高的排毒价值。它的杀菌作用能够保护乳酸菌等有益健康的肠道细菌，同时可以防止产生不必要的肠道感染。

生姜可以像大蒜那样减少血液凝结，促进血液循环，还能降低血压。在发生无效排毒时它可以消除恶心感，还能缓解头痛、消化不良、胃气胀和腹泻。

剂量：将7.5克新鲜生姜（切片以后捣碎或者压碎）放在一杯沸水中泡5分钟，泡好后加有机蜂蜜和柠檬汁即可饮用。

## 第三步：平衡饮食阶段

净化饮食阶段结束以后，最好再坚持一段时间的平衡饮食，以便巩固排毒效果，同时促使你进一步养成健康饮食的习惯。

健康、平衡的饮食应当给你的身体提供所需的所有能量、蛋白质、必需脂肪酸、维生素、矿物质和辅酶，同时不能让任何一种物质摄入过量。

### ● 平衡饮食应选择的食物种类

富含抗氧化剂的食物：蔬菜、坚果和种子，豆类和全麦食物。

富含类胡萝卜素的食物：绿色、黄色和橘色水果或蔬菜。

富含生物类黄酮的食物：与维生素C同时存在于大部分水果和蔬菜中。

十字花科的蔬菜：圆白菜、甘蓝、花菜、西蓝花。

所有这些食物都有助于改善你的解毒系统。

### ● 平衡饮食应坚持的饮食方式

①水果和蔬菜可以生吃或蒸着吃；

②少吃多餐；

③细嚼慢咽；

④尽可能远离各种加工食品、添加剂、糖、盐、咖啡因、酒精。

## 平衡饮食应满足的营养需求

### ● 脂肪

脂肪是最丰富的能量来源，但是脂肪提供的能量最好不要超过总能量摄入的30%。必需脂肪酸是保持身体健康的关键物质，它不能在体内制造，必须从食物中获取，比如从坚果、种子、绿叶蔬菜、油鱼和全谷类食物中获取，或者通过食用月见草油和Ω-3鱼油这类补剂来补充。

理想的平衡饮食应该包括鱼，比如说，鲭鱼、沙丁鱼和大马哈鱼。这些鱼体内富含二十碳五烯酸（EPA），这是一种可以稀释血液、降低胆固醇水平、降低血压和对抗冠心病的物质。

橄榄油是亚油酸的丰富来源，亚油酸是一种单不饱和脂肪酸，能够保持血液中胆固醇处于健康水平，降低患冠心病的风险。它还能预防胆结石。

## 蛋白质

蛋白质是由氨基酸构成的，在这些基本的组成单位中，有20种对人体健康非常重要，其中有10种是必不可少却无法在体内合成足够数量，必须从食物中获取的。

膳食蛋白质可以分成两类。第一类蛋白质来自肉、鱼、蛋和乳制品，这类蛋白质可提供大量必需氨基酸。第二类蛋白质来源于蔬菜、米饭、豆类和坚果，这一类蛋白质只包含了部分而不是所有种类的必需氨基酸。

在排毒过程中，要减少来自动物类食品（例如肉）的第一类蛋白质的摄入量。因为简单的排毒饮食推荐吃全谷食物和各种各样的蔬菜和豆类，所以要将第二类蛋白质中的各种必需氨基酸互相混合和搭配使用，从而满足身体对蛋白质的需求。比如说，5份米饭和1份大豆，长期坚持排毒饮食计划的人可以通过这种搭配方式来获得膳食蛋白质的平衡。

## 碳水化合物

饮食中的碳水化合物是人体的主要能量来源，每天吃下去的碳水化合物提供的能量应该占能量摄入总量的一半以上。最好食用较原始的、未经加工的碳水化合物食品，比如全谷类、糙米、全麦面包、全麦通心粉和带皮烤的土豆，因为它们还含有其他有价值的营养物质，比如维生素、微量元素和膳食纤维。

某些形式的碳水化合物会导致循环系统血糖水平的剧烈波动，可能会引起对新陈代谢和身体健康有害的毒性作用。碳水化合物引起的血糖水平的波动范围被称作“碳水化合物的血糖指数（GI）”。尤其是进行排毒计划时，要尽量选择那些低、中指数的食物。血糖指数高的食物应该和指数低的食物一起食用，这种搭配可以降低血糖水平的波动。例如，块根类蔬菜可以和豌豆一起吃。

天然食物的血糖指数（葡萄糖 =100）

| 食物 | 血糖指数 |
|---|---|
| 烤土豆 | 98 |
| 胡萝卜 | 92 |
| 蜂蜜 | 87 |
| 糙米 | 82 |
| 全麦面包 | 72 |
| 葡萄干 | 64 |
| 香蕉 | 62 |
| 甜玉米 | 59 |
| 甘薯 | 50 |
| 燕麦 | 49 |
| 葡萄 | 44 |
| 全麦通心粉 | 42 |
| 橘子 | 40 |

| | |
|---|---|
| 苹果 | 39 |
| 棉豆 | 36 |
| 鹰嘴豆 | 36 |
| 牛奶 | 32 |
| 扁豆 | 31 |
| 杏 | 30 |
| 四季豆 | 29 |
| 小扁豆 | 29 |
| 桃子 | 29 |
| 柚子 | 26 |
| 大麦 | 22 |
| 黄豆 | 15 |

## 水果和蔬菜

在今天，水果、蔬菜、坚果、种子和豆类在饮食结构中的重要性，已经被提到很高的高度。它们含有丰富的维生素、矿物质、纤维素和至少20种可以保护身体健康和增强免疫力的有效物质。其中有一些物质具有极强的抗氧化功能，而另外一些物质在体内有着类似激素的有益功效或抗菌消炎作用。

很多研究表明，经常吃生的新鲜水果（包括土豆）的人最不易患冠心病和癌症。确切的原因还无从知晓，但极可能是因为水果中含有各类有益物质。这些物质包括类黄酮化合物、可溶性纤维、微量营养素、植物化学物质和植物性雌激素。

## 类黄酮

类黄酮是天然的抗氧化剂，可以帮助身体保持健康、抵抗疾病。它们能够保护细胞膜，同时还能够防止动脉粥样硬化。几乎在所有水果和蔬菜中都能发现类黄酮化合物。已知存在的类黄酮化合物有2000种以上。有研究发现，类黄酮化合物摄入量多的男性患心脏病的概率比摄入量少的男性要小50%以上。研究中使用的类黄酮最主要的来源是苹果、洋葱和茶。

## 可溶性纤维

可溶性纤维可以帮助肠胃保持正常功能。许多研究发现，吃水果较多的人不易患结肠癌。

## 微量营养素

微量营养素包括身体需要的所有重要的维生素、矿物质和微量元素。水果和蔬菜是维生素C、维生素E、β-胡萝卜素和矿物质硒的优质来源。水果中还含有钾元素，能帮助肾脏清理掉多余的钠元素。而黄色、橘色和红色的水果是β-胡萝卜素的丰富来源。β-胡萝卜素是和维生素A有关的天然色素，它能预防癌症。理论上，我们每天需要补充6毫克β-胡萝卜素（从食物中而不是从补剂中获取），但是大部分人每天只获得了2毫克β-胡萝卜素。

## 植物化学物质

植物化学物质是存在于植物体内的保护性化学物质，它通过阻断癌细胞生长所需要的酶来保护身体免受癌症侵害。

蔬果中植物化学物质含量极其丰富的有杏、樱桃、葡萄、洋葱、番茄、大蒜。

## 植物性雌激素

植物性雌激素是一种植物激素，在人的体内会产生很弱的类似雌激素的功效。它们可以将较强的雌激素从它们的受体上挤开从而降低过量雌激素带来的危害，但是它们也可能会增强那些功能正常的雌激素的功效。因此，植物性雌激素对包括绝经期的症状、经前综合征、子宫内膜异位和纤维瘤在内的各种妇科疾病有很大帮助。它们同样能够防止激素依赖性肿瘤的发生，例如乳腺癌。已知含有植物性雌激素的水果包括苹果、鳄梨、香蕉、芒果、番木瓜、海枣、无花果、葡萄干。

# 平衡饮食必不可少的明星食物

## 杏

杏和所有黄色、橘色、绿色的水果蔬菜一样，是抗氧化剂类胡萝卜素的丰富来源，杏还含有充足的维生素C、铁、钾和纤维。

## 菜花、西蓝花

深绿色的蔬菜，比如菜花、西蓝花、菠菜和嫩圆白菜叶，都含有丰富的维生素C、叶酸和钙。菜花、西蓝花中还有植物化学物质，它有强大的抗癌功效，特别是对消化道、肺、乳房和前列腺的癌症抵抗能力更强。

## 樱桃

樱桃中含有一种叫鞣花酸的植物化学物质，它能够通过封阻癌细胞生长所需要的酶来对抗癌症。樱桃有温和的促进排便功能，还有助于防止痛风。它还是维生素C和钾的优质来源。

## 红辣椒

吃辣椒可以刺激胃液的分泌，从而防治胃溃疡。同时还能够帮助排出毒素。辣椒中还含有能够防止冠心病、癌症和早衰的抗氧化剂。红辣椒中含有的植物化学物能够稀释血液，从而减轻血液凝结、高血压和高胆固醇给人体带来的危害。辣椒是β-胡萝卜素和维生素C的优质来源。

## 柑橘

柑橘是维生素C（健康皮肤和骨骼的关键所在）和生物类黄酮（能够预防癌症、心脏病和炎症的强力抗氧化剂）的极好来源。柑橘还含有果胶（一种可溶性纤维），能帮助降低胆固醇水平。

## 柠檬

柠檬是柠檬烯的丰富来源，这是一种可以抗击癌症的植物化学物质。可以用柠檬汁作为调味料来减少身体对盐的需求。

## 蔓越莓汁

研究表明每天喝300毫升蔓越莓汁可以使患膀胱炎的风险降低一半。蔓越莓汁含有的植物化学物质（称为抗黏附素）能够阻止细菌和毒素黏附在尿道壁上，从而更容易冲走它们。蔓越莓汁同样是维生素C的优质来源。

## 大蒜

大蒜中含有的植物化学物质能够防止高胆固醇和高血压的发生，还能促进血液循环，降低冠心病和中风的患病风险。有研究表明，每天都坚持吃20克新鲜大蒜的人，胃癌发生率很低。大蒜是天然的减充血药，而且它的抗病毒和抗菌作用可以预防咳嗽和伤风。

## 葡萄

葡萄跟樱桃一样，葡萄也含有鞣花酸，这是一种强力的抗癌物质。红色和黑色的葡萄还含有抗氧化色素，它是一种比维生素C或者维生素E更强大的抗氧化剂。比如说白藜芦醇，这种抗氧化色素可以预防动脉粥样硬化。葡萄还含有丰富的钾和微量矿物质，如硼、镁和铜。

## 番木瓜

番木瓜是β-胡萝卜素、维生素C和纤维素的极佳来源。植物体内含有的番木瓜酶可以帮助分解蛋白质，促进消化。而且它的果肉很松软，容易消化，是人体康复过程中的上佳食品。它的种子尝起来像胡椒粒，干燥碾碎后可以制作成有益健康的芳香调味品。

## 青椒

青椒富含维生素C、β-胡萝卜素和生物类黄酮，所含维生素C要比柑橘多2倍。青椒的有效成分辣椒素是一种抗氧化物质，它可阻止有关细胞的新陈代谢，从而终止细胞组织的癌变，降低癌症细胞的发生率。

## ● 芹菜

芹菜富含蛋白质、碳水化合物、胡萝卜素、B族维生素、钙、磷、铁等，是高纤维食物，它经肠内消化作用产生一种木质素或肠内脂的物质，这类物质是一种抗氧化剂，常吃芹菜，尤其是吃芹菜叶，对预防高血压、动脉硬化等都十分有益。

## ● 大豆

大豆以及豆制品，都是植物性雌激素的丰富来源。植物性雌激素可以有效防治冠心病、绝经症状、子宫内膜脱落、良性乳房疾病、纤维瘤和乳腺或前列腺癌症等疾病。每天只需吃50克大豆就能为你带来如此多的好处。大豆还是蛋白质、钙和纤维的优质来源。

## ● 膳食纤维素

膳食纤维既可以促进食物的消化和吸收，又可以恢复肠道内细菌平衡，还能形成粪块刺激肠道。纤维素海绵一样的性质能够帮助肠道清除毒素。每吃下去1克纤维素，就可以使粪便量增加5克。不同植物中含有的纤维素在组成成分上的差别很大。有研究表明，肠道细菌能够适应肠道中纤维素的类型，如果你总吃同一种食物，肠道中的细菌会释放更多的酶来分解食物中的纤维素，这样一来，纤维素就会失去应有的作用，所以必须经常改变所摄入的纤维种类，而且应该逐渐增加纤维素摄入量，以免一开始就食用过量纤维素而引起胃肠气胀和肿胀。

## 草莓

草莓是一种含鞣花酸的水果。鞣花酸可以抑制某些致癌物质发生作用。相比而言，草莓中维生素C的含量是柑橘的1.5倍。同时它也是铁的良好来源。

## 甘薯

甘薯中含有丰富的β-胡萝卜素和植物性雌激素（能够治疗绝经症状、阻止癌症发生），同时还是钾、维生素C和纤维素的良好来源。

## 玉米

玉米素有长寿食品的美称，含有丰富的蛋白质、脂肪、维生素、微量元素、纤维素及多糖等，具有开发高营养、高生物学功能食品的巨大潜力。玉米虽然营养价值低于其他谷物，但是从玉米中可以提出异麦芽低聚糖，异麦芽低聚糖是益生元里最优异的，益生元是益生菌的粮食，与人体的益生菌繁殖有着密切的关系，从而使肠道菌群达到平衡状态。

## 茶

绿茶是抗氧化剂的丰富来源，可以降低某些癌症的发病率，特别是胃癌和膀胱癌。有研究表明，每天喝茶的人，患心脏病的可能性是不喝茶的人的一半，同时还不容易患高血压。尽管茶也含有咖啡因，但是，因为它含有丰富的类黄酮化合物，能抵消咖啡因对人体的不利影响。

## 平衡饮食宜配合使用的调理补剂

当排毒程序已经进入平衡阶段时，建议你根据需要服用下列草药补剂中的一种或多种。

### 黑升麻

黑升麻是一种多年生草本植物，原产于北美。它具有使身体适应不断变化的环境以及平衡激素和心境的作用。它含有很多类似雌激素的植物性激素，这种物质对那些有经前、经期或者绝经问题的女性很有帮助。它还能减轻情绪波动以及沮丧感、焦虑感和紧张感，而且是激素替代疗法的天然等效替代品。由于它独特的雌激素作用不会对激素敏感性肿瘤产生刺激（不仅不会产生刺激，还可能会抑制肿瘤），所以那些有乳腺癌患病史的女士可以放心使用黑升麻提取物。

剂量：胶囊，1天2次，每次1～2克，标准胶囊可提供27－脱氧升麻烃；液状提取物每天0.3～2.0毫升；酊剂每天2～4毫升。

禁止在怀孕期和哺乳期使用黑升麻。过量服用可能导致眼后脑区疼痛、恶心呕吐或者消化不良。

### 灵芝

灵芝能增强肝脏、肺、心脏的功能和免疫系统，提高智力和记忆力，增强生理和心理能量水平以及增强活力，提高寿命。而到了现代，它还被用来提高身体复原速度、调节血糖水平以及减少化学疗法和放射疗法带来的副作用。除此之外，它还能减少血液凝结，降低血压和胆固醇水平。

灵芝可以使机体的活动能力达到巅峰，还能增强精力，提高睡眠质量。灵芝和传统的野蘑菇没有任何交叉反应，对野蘑菇过敏者也可以安全食用灵芝。

维生素C可以用来增强灵芝的作用效果，因为维生素C可以提高活性成分的吸收水平。

剂量：每天2～3次，每次500毫克胶囊。

开始服用灵芝的第一周，可能会出现轻微的副作用，症状包括：腹泻（如果药品不和食物一起食用就可以避免这种情况）、过敏、口渴、起皮疹或口腔溃疡。

## 五味子

五味子之所以被称为“五味子”，是因为它可以在同一时间里产生酸甜苦辣咸5种味道。和人参一样，五味子也有强大的调理特性，它能够帮助身体应付各种压力。研究发现，它可以增加细胞对氧气的吸收，提高头脑的清醒程度，有助于改善焦躁、健忘和防止身心疲劳，增强肝脏功能，改善皮肤的过敏状况。连续服用100天就能使你的精力得到恢复，活力得以增强，还能让你拥有光彩照人的肌肤。

剂量：每天1～3次，每次250～500毫克胶囊。

# 营养师推荐的排毒食谱

## 排毒菜品

### 什锦烩鲜蔬

原料：香菇、金针菇、口蘑各50克，西芹、胡萝卜各100克，蚝油1汤匙，葱白1根，水淀粉、盐、生抽、植物油各适量。

做法：1. 西芹、胡萝卜洗净切丝，葱白切成小段，香菇、金针菇、口蘑洗净，香菇、口蘑切片，以上原料均放沸水锅中焯一下捞出，放冷水中浸泡备用。

2. 油锅烧热后放葱段炝锅，再倒入蚝油和焯好的原料，中火稍翻炒后加适量水烩煮，待原料煮至熟透时用盐、生抽调味，加水淀粉勾芡炒匀即可。

排毒功效：菌类食物热量低，所含氨基酸、维生素、矿物质都十分丰富，常吃可增加人体免疫力。此菜助消化，排毒素。

### 番茄块拌芦荟

原料：番茄250克，芦荟10克，香菜末、小香葱末、香油、生抽各适量。

做法：1. 将番茄洗净，去掉果蒂后切成丁块。

2. 把芦荟叶肉取出，在开水中煮烧3～5分钟捞出，将芦荟叶肉切成丁块，铺在番茄上。

3. 香油、味精、鲜酱油、细香葱、香菜末调成味汁，浇在番茄上即可。

排毒功效：芦荟能极好地清洁肠道、肝脏毒素，清理血管。同时，芦荟中的其他营养成分可迅速满足人体所需，这道菜既能排毒又能补虚。

## 双菇苦瓜丝

原料：苦瓜150克，香菇100克，金针菇100克，植物油、姜、酱油、白糖、香油适量。

做法：1. 将苦瓜顺纹理切成细丝；姜切成细丝；香菇浸软切丝；金针菇切去尾端洗净。

2. 油锅烧热，爆香姜丝，加入苦瓜丝、香菇丝、盐，同炒至苦瓜丝变软。

3. 将金针菇加入同炒，加入白糖、酱油炒匀，最后淋香油即可。

排毒功效：苦瓜含有一种特殊的植物蛋白质，能激发体内免疫系统的防御功能，增加免疫细胞的活性，消除体内毒素。香菇、金针菇都有降低胆固醇的作用。

## 黄豆香卤海带

原料：黄豆、海带各50克，酱油、芝麻、八角、茶籽油、白糖、姜末各适量。

做法：1. 海带洗净浸泡30分钟；黄豆泡至发胀。

2. 海带、黄豆一起下锅，加适量清水卤煮至海带熟烂，加入酱油、芝麻、八角、茶籽油、白糖、姜末再炖煮30分钟，关火后再泡30分钟。

3. 捞出煮好的海带，切成4厘米长的段，将黄豆摆于海带上即可。

排毒功效：海带是理想的排毒养颜食物，此菜有消痰平喘、排毒通便的功效。

## 糯米苹果盅

原料：苹果2个，糯米250克，猕猴桃1个，陈皮、冰糖各适量。

做法：1. 苹果洗净，挖出果核，做成苹果盅备用；猕猴桃去皮，切成丁。

2. 糯米泡胀，放入苹果中，再加入陈皮和冰糖，蒸至熟透即可。

排毒功效：苹果清肠、陈皮理气化痰、糯气补气，这道菜可当作甜点食用，能润颜悦色，消除胃胀气，改善食欲不振症状。

## 南北杏银耳煲猪腱

原料：猪腱400克，南北杏（即南杏仁和北杏仁）20克，水发银耳50克，料酒少许，盐适量。

做法：1. 将南北杏用水浸泡20分钟；水发银耳去蒂；猪腱入冷水锅中，大火煮沸，焯出血污后捞出洗净备用。

2. 猪腱洗净，切片，再加南北杏、适量水、料酒先煲40分钟，待出味后再加入银耳煲30分钟，最后加入少许盐调味即可。

排毒功效：这道菜可清热润肺、清肠排毒、调养生机、润肠通便、改善体质。

## 排毒汤品

### 南瓜蘑豆牛肉汤

原料：牛肉125克，小南瓜250克，香菇5朵，豌豆10克，植物油、盐、蜂蜜、葱白、姜、淀粉、植物油、酱油各适量。

做法：1. 将牛肉洗净，切块，用淀粉、酱油、蜂蜜腌渍30分钟；南瓜洗净，削去外皮，切块；香菇洗净切块；葱白切小段；姜切片。

2. 油锅烧热，爆香葱白段和姜片，下入腌好的牛肉块翻炒至半熟，加入适量温开水，放入南瓜块，盖上锅盖大火煮至滚沸。

3. 转小火煲煮30分钟，待牛肉和南瓜熟烂后，加豌豆、香菇块、盐，再煮10分钟即可。

排毒功效：牛肉可补气血、利脾胃、增强活力、强固筋骨；香菇能促进新陈代谢和脂肪的消耗，防癌强身，平缓血压，润肠通便，美肤补气；豌豆是增强体力、防癌抗衰、滋补内脏的好食材；南瓜能有效地促进新陈代谢，清除宿便。

### 海带生地瘦肉汤

原料：海带30克，生地18克，绿豆、猪瘦肉各100克，陈皮3克。

做法：将海带洗净泡发切丝，猪肉、陈皮洗净切丝，与生地、绿豆同置砂锅内，加水适量用小火煲2小时，加盐少许即可。

排毒功效：经常饮用此汤可清热解毒、凉血养阴。

## 猪血番茄木耳汤

原料：猪血100克，番茄1个，水发黑木耳25克，植物油15克，高汤、葱花、蒜末、料酒、鸡精、盐、醋各适量。

做法：1. 将猪血洗净，放入清水中浸泡10分钟，切薄片；番茄洗净切片；木耳撕成小块，洗净。

2. 油锅烧热，下入葱花、蒜末炝锅，再下入猪血片煸至两面变色，倒入高汤，大火烧开后，加入番茄、木耳、料酒，煮开10分钟放入盐、鸡精即可。

排毒功效：猪血可将肠道杂质带出体外；番茄清热解毒、利尿消肿、化痰止渴；黑木耳可吸附残留在人体内的杂质，有清洁血液和解毒的作用。这道汤排毒清体效果极佳。

## 猪血蘑菇汤

原料：猪血150克，蘑菇200克，青蒜100克，植物油、盐、料酒、味精、姜末各适量。

做法：1. 将猪血洗净，切片，放入沸水中焯去血污；将蘑菇洗净切成片，青蒜切段。

2. 油锅烧热，放姜末炝锅，后加青蒜煸炒，再将猪血、蘑菇放入，加水、料酒、盐煲汤，出锅前加少许味精调味即可。

排毒功效：此汤具有很好的清肠排毒作用，常食能润滑肠道和有效清除肠道内废物。

## 牛蒡清肠汤

原料：牛蒡1/2根，素鸡块10小块，干香菇8朵，参须6根，枸杞子4克，当归1片，杜仲2片，盐、味精适量。

做法：1. 素鸡块、干香菇泡软；牛蒡刮皮，洗净，切成滚刀块，放入热油锅中略炸，再放入沸水中焯烫，撇去浮油备用。

2. 所有食材放入锅中，倒入适量热水，大火煮45分钟后即可。

排毒功效：牛蒡丰富的膳食纤维能刺激肠道蠕动，减少毒素在体内累积；香菇可促进机体的正常代谢；杜仲能强筋骨。此汤特别适合年老或体质偏弱以及经常便秘者食用，但本道汤品属甘凉清补之品，肠胃不适、容易腹泻的人，应酌情少吃。

## 双笋清润汤

原料：竹笋1根，竹荪6根，鲜香菇4朵，枸杞子10克，嫩姜1小块，豆苗20克，盐、胡椒粉、香油各适量。

做法：1. 竹荪泡水、洗净、切成3段；竹笋洗净，连壳煮熟、去壳、切薄片；香菇洗净，切片；嫩姜去皮，洗净切片。

2. 锅中倒入600毫升水煮开，放入竹笋、竹荪、鲜香菇、枸杞子、嫩姜片，煮约10分钟，加入豆苗、盐、胡椒粉，起锅前淋入香油即可。

排毒功效：竹荪能明显提高人体抗病能力，可防治高血压，降低胆固醇，减少腹壁脂肪贮积；竹笋可促进肠壁的蠕动，增进消化腺的分泌，减少有毒物质的积留和吸收。本品性味甘凉，容易腹泻、腹胀者，应将竹荪、竹笋酌情减量食用。

## 番茄豌豆抗氧化汤

原料：豌豆150克，番茄2个，姜末、葱花、香油、盐各适量。

做法：1. 番茄洗净，切小块。

2. 把豌豆、姜洗净，放在沸水里煮一会儿，再放入番茄块煮5分钟，再加盐、香油、葱花调味即可。

排毒功效：这道汤能够抗氧化，改善便秘，润泽肌肤，预防贫血。

## 绿豆龙眼红糖汤

原料：绿豆200克，龙眼20克，枸杞子、红糖各适量。

做法：将绿豆、龙眼、枸杞子洗净，同放锅内煮至绿豆开花，食豆饮汤。每日1次，随意取饮。

排毒功效：绿豆自古就是极有效的解毒剂，通过加速有毒物质在体内的代谢，促使其向体外排泄；红糖含有的特殊成分“糖蜜”，具有强力解毒功效。此汤具有滋补解毒的作用，但绿豆偏凉，体弱老人不宜用，可加入少许枸杞子、龙眼同时煮汤或煮粥食用，能中和凉性。

## 双瓜美白汤

原料：丝瓜150克，冬瓜200克，紫菜5克，植物油、葱花、姜末、高汤、盐、味精各适量。

做法：1. 丝瓜洗净、去皮、切成段；冬瓜去皮、去瓤，切成片。

2. 油锅烧热，放葱、姜炝锅，放入丝瓜、冬瓜煸炒片刻，加入高汤，大火煮沸10分钟后，放入紫菜，加盐、味精调味即可。

排毒功效：丝瓜含瓜氨酸，可以净化血液和凉血，还含有丰富的维生素C，有助于对抗自由基对皮肤的伤害；冬瓜有很好的利尿作用；紫菜具有很好的排毒作用。

## 黑豆蘑菇益肾汤

原料：黑豆60克，松茸10朵，黑枣6枚，干香菇4朵，素鸡（豆制品）2块，黄精40克，盐、味精各适量。

做法：1. 素鸡泡软、切小块；黄精切成薄片；干香菇、松茸泡水洗净；黑豆泡2小时。

2. 所有食材及药材放入砂锅内，倒入1000毫升热水，炖1小时即可。

排毒功效：黑豆能解毒净血益肾，改善过敏体质；黄精具有活络经脉的功效；松茸是优良的营养食材，能增强肾脏功能，排出体内毒素。本汤属甘温补血益气之品，肠胃功能不佳的人对豆类食物较难消化，食用后容易产生腹胀、腹鸣症状，要酌量食用；黄精属甘温补中之品，有虚热、口干、咽痛者不宜食用。

## 腐竹红枣鸡蛋汤

原料：水发腐竹150克，红枣10枚，鸡蛋1个，植物油、紫菜、葱花、盐、油各适量。

做法：1. 鸡蛋打散成蛋液；红枣、紫菜洗净。

2. 油锅烧至八成热时放葱花炝锅，再放入适量水，加红枣、腐竹、紫菜，大火煮开5分钟后，打入蛋花即可。

排毒功效：腐竹皮能促进新陈代谢，维持心脏和神经系统正常运作；红枣能够滋阴补血健脾、镇静安神。常饮用此汤可帮助身体排毒，补充营养，抗氧化，美白皮肤。

## 麦冬天门冬汤

原料：竹笋200克，鲜香菇4朵，素火腿80克，去芯莲子20颗，荷兰豆50克，麦冬20克，天门冬12克，盐、味精各适量。

做法：1. 将竹笋去壳，放入锅中，加适量水煮去涩味，捞出切片；素火腿切片；香菇洗净，去蒂，切薄片。

2. 将所有食材及药材放入圆盆中，倒入热水，以耐热的保鲜膜封口，大火蒸40分钟，食时加盐、味精调味即可。

排毒功效：麦冬与天门冬有清心润肺、生津止咳的功效；香菇及竹笋中的纤维素含量非常丰富，可促进肠胃蠕动，排除体内毒素，防治便秘。本汤对润肺清虚火有益，能清心润肺，清除体内燥气。

## 绿海藻珍珠汤

原料：绿海藻2大匙，豆腐250克，芹菜100克，鲜香菇4朵，姜丝、盐、黑胡椒粉、水淀粉各适量。

做法：1. 将豆腐、鲜香菇切细丁；芹菜切末；绿海藻泡水洗净。

2. 锅中倒入4杯水烧热，转小火，放入绿海藻、香菇丁、豆腐丁、姜丝煮滚，加入调味料。

3. 再加入调匀的水淀粉勾芡，盛入碗中，撒上适量芹菜末即可。

排毒功效：绿海藻俗称“小球藻”，食后可增强肠道蠕动，促进排便，改善便秘症状。此汤有很好的清理肠胃和清除体内堆积毒素的作用，肠胃虚寒、容易腹泻或者腹胀者不宜多吃。

## 决明子蔬菜汤

原料：大白菜150克，萝卜1根，干海带丝50克，决明子35克，紫菜末、葱、枸杞子、盐各适量。

做法：1. 干海带丝泡胀，洗净；萝卜去皮、洗净、切块；大白菜洗净、切块；葱洗净、切段。

2. 决明子放入锅中，加入适量清水煮30分钟，滤除杂质留汤汁，全部食材放入决明子汤汁中，加入枸杞子熬煮10分钟即可。

排毒功效：白菜能通利胃肠，除胸中烦热，解酒毒；海带含有植物胶，有助于体内毒素排出；萝卜有通气排便效果；葱有宽肠作用，可促进排泄功能。

## 海米萝卜汤

原料：虾米25克，白萝卜1根，葱（或香菜）2根，盐、香油各适量。

做法：1. 将白萝卜洗净，去皮，切丝；虾米用冷水泡开；葱洗净、切段（香菜洗净，切末）。

2. 油锅烧热，爆香虾米，放入白萝卜丝和适量清水，水量以盖过萝卜丝为准，煮至萝卜丝软化，加盐调味，淋少许香油提味，撒葱段或香菜末即可。

排毒功效：萝卜富含纤维素，能加快胃肠蠕动、增进食欲、帮助消化，还有清热解毒之功效。近年来有研究发现，萝卜还有抗癌功效，能消除致癌物质亚硝胺，避免细胞发生突变。

## 鲜笋排毒汤

原料：新鲜春笋尖200克，腌雪里蕻15克。

做法：腌雪里蕻先洗泡一下，去掉多余的咸味；将笋尖快刀切碎，放入沸水中大火煮沸片刻，放入腌雪里蕻，再次煮沸时关火即可。

排毒功效：此汤脂肪含量为零，且富含植物蛋白质和纤维素，可以润肠清毒、调整气血。

## 紫菜荸荠豆腐汤

原料：紫菜75克，荸荠15个，豆腐400克，姜片、葱花、盐、味精各适量。

做法：1. 将紫菜泡水发透，挤干水分；荸荠去皮、洗净、切丁；豆腐洗净、切丁。

2. 锅中倒入2000毫升清水或高汤，先以大火煮滚，再放入紫菜、荸荠丁、豆腐丁改用中火煮20分钟，加盐、葱花调味即可。

排毒功效：紫菜可调节人体的生理功能和基础代谢，排出废物；荸荠能清热解毒；豆腐可平衡体内酸碱度。此汤可清理肠胃，舒缓压力。

## 西葫芦汤

原料：西葫芦150克，葱末、胡椒粉、盐、味精各适量。

做法：西葫芦洗净，去皮、瓤、子，切片，入锅中加清水，放入葱末，待汤将熟时加胡椒粉、盐、味精调味即可。

排毒功效：西葫芦含有较多的维生素C，钙含量也极高，具有清热解毒、润泽肌肤的功效。

## 排毒什锦芦荟羹

原料：鲜芦荟肉100克，竹笋、香菇各50克，盐、鸡汤、香菜叶各适量。

做法：1.芦荟肉切成丁，竹笋、香菇泡发后也切成小丁，分别焯水捞出；香菜叶切末。

2.鸡汤煮开后放以上原料，大火煮沸后勾薄芡，出锅时撒少许香菜末即可。

排毒功效：此羹中芦荟和食用菌进行搭配，具有护肝健胃，降胆固醇，降血糖之效，常食可滋润通便，排毒养颜，促进人体新陈代谢，提高抗病能力。

## 皮蛋黄瓜汤

原料：黄瓜1根，皮蛋2个，植物油、香油、盐各适量。

做法：1.黄瓜洗净，去皮，切成薄片；皮蛋去壳，洗净，切粒。

2.锅内倒植物油烧至六成热，放入皮蛋粒炸30秒，捞出沥油；另起锅，加入清水，放入皮蛋粒，烧沸后再煮1分钟，加入盐、黄瓜片搅匀，略煮，淋上香油即可。

排毒功效：黄瓜中所含的丙醇二酸，可抑制糖类物质转变为脂肪。此外，黄瓜中的纤维素对促进人体肠道内废弃物的排出和降低胆固醇有一定作用，能强身健体。

# 排毒粥品

## 清肠养颜粥

原料：大米100克，黑木耳80克，枸杞子20克，香菜、盐各适量。

做法：1. 大米洗净，泡30分钟；黑木耳洗净摘好，撕成小片；香菜切碎。

2. 大米连水一起放入锅中，再酌情加水，煮成粥后，加入黑木耳、枸杞子，续煮10分钟，再加入香菜、盐即可。

排毒功效：黑木耳有排毒解毒、清胃涤肠、凉血滋润、和血止血等功效，能够消除血液中的热毒。常食此粥能很好地净化肠胃，帮助排泄通畅，同时活化并增加细胞能量，补充肌肤营养，润泽肤色。

## 养胃健脾粥

原料：大米200克，胡萝卜1/2根，葱末、盐各适量。

做法：1. 大米洗净，泡30分钟；胡萝卜去皮切薄片。

2. 大米连水一起放入锅中，再酌情加水煮粥，煮至七成熟时加入胡萝卜片，煮至胡萝卜熟透变软，加入葱末、盐搅拌均匀即可。

排毒功效：胡萝卜有养血排毒、健脾和胃的功效。此粥有很好的清补肠胃、消除胀气、维持肠道清洁的作用。

## 海藻薏米粥

原料：海藻、海带、甜杏仁各9克，薏米30克。

做法：先将海藻、海带、甜杏仁洗净，放入锅中，加水适量，煎煮成汁，去渣后与洗净的薏米一同熬煮成粥。每日食用，连食3周。

排毒功效：海藻能软坚散结，消痰，利水，排除体内重金属；甜杏仁清肠通便、润肺祛燥；薏米上可清肺以化痰浊，下可通利肠胃而降浊排瘀。

## 桂圆莲子粥

原料：糯米60克，桂圆肉10克，去芯莲子20克，红枣6颗，冰糖5克。

做法：1. 莲子洗净；红枣洗净，去核；糯米洗净，清水浸泡2小时。

2. 锅中放入莲子、糯米，加入适量水，小火煮40分钟，加入桂圆肉、红枣继续熬煮15分钟，至粥黏稠加适量冰糖调味即可。

排毒功效：此粥中糯米、桂圆、莲子、红枣都是滋阴养血之品，有温脾胃、升阳气的作用。

## 海带绿豆粥

原料：海带、绿豆各30克，大米100克，白糖适量。

做法：1. 海带泡开后，洗净，切片；绿豆浸泡约2小时；大米淘洗干净，沥干备用。

2. 海带片、绿豆、大米同放锅中，加入适量水大火煮沸，转小火熬至熟烂，将熟时加入少许白糖调味即可。

排毒功效：绿豆能排出体内残留的各种毒素，加快代谢，海带能降血压，降血脂，清暑解热，利湿健脾，还有防癌的作用。

# 排毒饮品

## 牛蒡梨子汁

原料：梨子2个，牛蒡1根，菠萝1/8个，柠檬1/4个。

做法：将牛蒡、菠萝、柠檬、梨去皮，果肉切块，榨汁，加入蜂蜜或果糖，搅打均匀后立即饮用。

排毒功效：常饮此汁能有效清除体内毒素，强壮体质。牛蒡削皮后遇空气易氧化变黑，最好立即榨汁饮用。

## 高纤樱桃汁

原料：樱桃8颗，菠萝1/4个，苹果1个。

做法：1. 将苹果、菠萝削皮，去核，果肉切块后搅打成果泥。

2. 将樱桃洗净，去核后加100毫升凉开水打成汁，与苹果和菠萝泥一齐搅打均匀即可。

排毒功效：这是一道兼具美味、美容和清肠效果的高纤维排毒饮品。

## 葡萄柚芹菜汁

原料：葡萄柚1个、芹菜100克、胡萝卜100克、蜂蜜1大匙、柠檬汁1小匙。

做法：将果蔬洗净，葡萄柚去皮，果肉切块，与芹菜段、胡萝卜块一起榨汁，再加入蜂蜜、柠檬汁拌匀即可。

排毒功效：葡萄柚可促进肠道蠕动，帮助排便；芹菜则可以利尿、降血压。此饮品尤其适用于患高血压或排便不良的肥胖者。

## 菠萝胡萝卜汁

原料：菠萝150克，胡萝卜100克，豆浆100毫升。

做法：1. 胡萝卜洗净切块；菠萝削皮去果钉，果肉切块与胡萝卜块、豆浆一起放入果汁机中打匀即可。

排毒功效：菠萝的有效成分有助于分解脂肪、蛋白质、淀粉；胡萝卜中的水溶性纤维素能保护肠壁。此果蔬汁适合肠胃不佳者饮用。

## 猕猴桃汁

原料：猕猴桃2个，椰奶汁200毫升，蜂蜜10毫升。

做法：猕猴桃洗净除皮，放入榨汁机内榨汁后，与椰奶汁和蜂蜜调匀即可。

排毒功效：猕猴桃含大量的膳食纤维，可以帮助肠道蠕动，防治便秘；富含钾，能调节人体水平衡，有助于维持心脏功能。

温馨提示：该果汁性寒，肠胃不好的人不宜多饮用。

## 胡萝卜草莓汁

原料：胡萝卜3根，草莓7颗，蜂蜜10毫升。

做法：胡萝卜洗净去皮，切成条状，草莓洗净去蒂，两者一同放入榨汁机内搅打成汁，加蜂蜜调味即可。

排毒功效：草莓可清洁胃肠道，有助于加强肝脏的解毒功能；蜂蜜是价廉物美的解毒食物。此饮能平衡肠道菌丛，防治便秘。每天1～2杯，可排除体内毒素、帮助消化、改善肌肤，电视族与电脑族可以多饮用。

## 苹果牛奶汁

原料：苹果2个，牛奶100毫升，蜂蜜10毫升。

做法：1. 苹果清洗干净后切成块状。

2. 将苹果榨汁，加入牛奶、蜂蜜搅拌均匀即可。

排毒功效：苹果益气养心、化痰润肺，清肠通便，加入营养丰富的牛奶，非常适合习惯性便秘和减肥者饮服，每天1～2杯，能排出体内毒素，清肠美肤。

## 葡萄柚香瓜汁

原料：葡萄柚、香瓜各1个，柠檬1/2个。

做法：水果洗净，去皮、去子，果肉切块，一起放入榨汁机榨汁即可。

排毒功效：此品常饮可帮助消化，排出机体毒素，利水减肥。

## 芹菜芦笋葡萄汁

原料：芹菜6根，芦笋5根，葡萄20颗。

做法：1. 蔬菜洗净；葡萄洗净，除皮后一起放入果汁机内榨成汁。

2. 将果蔬汁倒入杯中即可饮用。

排毒功效：芹菜可清热利湿；芦笋能清热、利尿。每天1杯，可促进新陈代谢、清肠排毒、减肥降脂。

## 生姜菠萝果蔬汁

原料：生姜10片，苹果1/2个，菠萝1/3个。

做法：1. 生姜和菠萝去皮，切块；苹果洗净，切成块。

2. 先将生姜榨汁，再将苹果和菠萝一起榨汁，将所榨的汁混合搅拌直到起泡，搅好后立即饮用。

排毒功效：生姜对于内循环系统具有很强的刺激作用，能缓解恶心和痛经等症状；菠萝对身体有很好的清洁作用，能促进蛋白质和脂肪代谢；苹果富含维生素及钾、锌等元素，是极好的身体清洁剂和滋补品。

## 菠萝蜜盐汁

原料：菠萝360克，盐两大勺。

做法：菠萝去皮切成块，放入盐水中浸泡半小时，洗净后榨汁即可。

排毒功效：菠萝含有大量的蛋白酶，可促进消化，防止胃胀，改善局部血液循环，加速溶解人体组织中的纤维蛋白，有助于排毒、消肿与消炎。每天1～2杯，长期饮用效果更佳。

## 紫甘蓝苹果汁

原料：紫甘蓝1个，苹果3个，香蕉1根。

做法：1. 紫甘蓝、苹果洗净，均切成块；香蕉去皮，切块，搅打成泥状。

2. 将紫甘蓝和苹果一起榨汁，加入香蕉泥充分地搅拌后饮用。

排毒功效：这道饮品具有强效清洁肠道和舒缓神经的作用，适于身体的快速排毒和缓解抑郁心情，同时还有助于缓解感冒症状。

## 葡萄菠萝杏汁

原料：葡萄1小串，菠萝1/3个，杏2个。

做法：1. 葡萄、杏洗净，杏去核；菠萝去皮、去果钉。

2. 将以上水果都切成块，一起放入榨汁机中榨汁饮用。

排毒功效：这道果汁具有很好的清洁作用，对消化系统的清洁效果特别明显，同时也是缓泻剂和利尿剂。

## 仙桃芒果汁

原料：芒果、桃子各1个，蜂蜜10毫升。

做法：将芒果去皮、去核，桃子洗净去核，将芒果肉和桃子肉一起放入榨汁机中，加适量矿泉水，榨成果汁后与蜂蜜调匀饮用。

排毒功效：芒果汁是一种强效抗氧化剂，对清洁血液非常有益；桃子富含果胶，常食可预防便秘，清除肠道毒素。

## 橙子胡萝卜汁

原料：橙子2个，胡萝卜3个，蜂蜜、薄荷叶各适量。

做法：将橙子去皮，胡萝卜洗净，切成块，一起放入榨汁机中，加适量矿泉水榨成汁，加蜂蜜、薄荷叶调匀即可。

排毒功效：橙子具有强效抗氧化功效，胡萝卜能够平衡橙子中的酸性。这道果蔬汁能清洁身体、补充能量，还能消除炎症、促进细胞再生。

## 清肠排毒果蔬汁

原料：牛蒡1根，香蕉1/2根，菠萝1/8个，纤维素10克，蜂蜜10克，盐适量。

做法：1. 牛蒡去皮，切块；菠萝去皮、去果钉，切块，放盐水中泡10分钟，取出洗净；两者一起放入榨汁机中榨汁。

2. 香蕉去皮搅打成泥状，与牛蒡菠萝汁混合均匀即可。

排毒功效：此饮有很好的清肠排毒、美体瘦身作用，常饮能帮助身体排除有毒物质和废物。

## ● 草莓酸奶饮

原料：草莓12颗，低脂酸奶100毫升，蜂蜜10毫升。

做法：草莓洗净去蒂，榨汁后与酸奶混合均匀即可。

排毒功效：草莓含天冬氨酸，能够平缓、自然地清除体内毒素，与酸奶合用，效果更佳。常饮能清除体内毒素、促进消化、美容润肤。

## ● 清肠火龙蜜奶饮

原料：火龙果100克，膳食纤维10克，牛奶50毫升，蜂蜜10毫升。

做法：将火龙果去皮、切块，放入榨汁机内，加矿泉水200毫升，打成果泥后，加入膳食纤维和蜂蜜调匀即可。

排毒功效：此饮能帮助身体排出有毒物质和废物，增进肠胃蠕动，清除体内毒素和垃圾。

## ● 彩虹水果茶

原料：苹果1个，菠萝1/4个，金橘3个，小番茄5个，百香果原汁适量，红茶包1袋，冰糖少许。

做法：1. 苹果洗净切片；菠萝去皮、去果钉，切块；金橘切片；番茄用牙签刺几个小洞。

2. 将菠萝块放入锅中加适量水熬煮20分钟，再放入苹果片、金橘片、百香果原汁、冰糖搅匀，最后放入红茶包泡2分钟，即是一道健康美味的水果茶。

排毒功效：苹果含有丰富的果胶和强效抗氧化成分，有防癌抗老、排毒去油腻的作用。

## 无花果茶

原料：无花果2个，茶叶2克。

做法：将无花果掰开，同茶叶一起放入玻璃保温杯中，加开水泡10分钟即可饮用。

排毒功效：无花果含有机酸和多种酶。可保肝解毒、清热润肠、助消化；茶叶可加快体内有毒物质排泄。此饮排毒清体，同时还能防御电脑辐射。

## 苹果番茄汁

原料：苹果、番茄各1个，柠檬汁、蜂蜜各适量。

做法：1. 苹果洗净，去皮，对半切开，去核，再切小块备用。

2. 番茄洗净，去蒂，切小块，放入榨汁机中，加入苹果块打匀成汁，滤渣，倒入杯中备用。

3. 杯中加入柠檬汁、蜂蜜调匀即可。

排毒功效：该饮品有很好的美白效果，除此之外，由于苹果中所含的食物果胶属于水溶性纤维，不会增加肠胃的负担，因此无论是在下痢或者是便秘时，它都具有很好的润肠功能；而番茄中的番茄红素也会促进肠胃蠕动，因此苹果番茄汁可以说是保护人体肠壁细胞的最佳饮品。

# 第三章

# 瑜伽，最安全有效的排毒运动

# 瑜伽呼吸排毒法

## 清凉调息

### 排毒功效

可使人感觉空气变得清凉，让人产生宁静安详的感觉；同时可以使全身肌肉得到放松，促进肝、脾的活动，增强消化功能；另外还可洁净血液。

### 步骤

1. 全身放松，舒适坐定（莲花坐），背部挺直。双手放在两膝上，掌心朝下（也可朝上），放松手掌或做智慧手印（拇指和食指指尖相触，其他三指平伸）。

2. 张开嘴，把舌头向外伸出一点儿，使舌头卷成管状，用嘴吸入空气。吸气时应缓慢而深长。吸满空气后，闭上嘴，悬息（不呼不吸），低头，下巴放在两条锁骨之间的凹下处，悬息3～5秒。与此同时，机动灵活地收缩会阴部，也可以不做。

3. 抬起头，用鼻孔慢慢呼出空气，这就完成了1个回合。坚持做30个回合。

# 风箱式调息

## 排毒功效

可使人的心灵沉静，令人愉悦。增强腹肌、脾脏、肝脏和胰脏的活动能力。改善消化系统，增进食欲。对治疗哮喘、肺结核和胸膜炎有裨益。可以清除喉部的黏液，有助于清洁鼻窦。

## 步骤

1. 放松身体，舒适地打坐。

2. 右手食指和中指指腹放在眉心上方，大拇指放在右鼻孔旁，无名指放在左鼻孔旁，用大拇指盖住右鼻孔，有节奏地做腹式呼吸。连续做20次完整的呼吸。换左手重复上述的过程。

提示：患有高血压、低血压、心脏病、晕眩、体虚及耳、眼疾病的患者应避免练习风箱式调息。

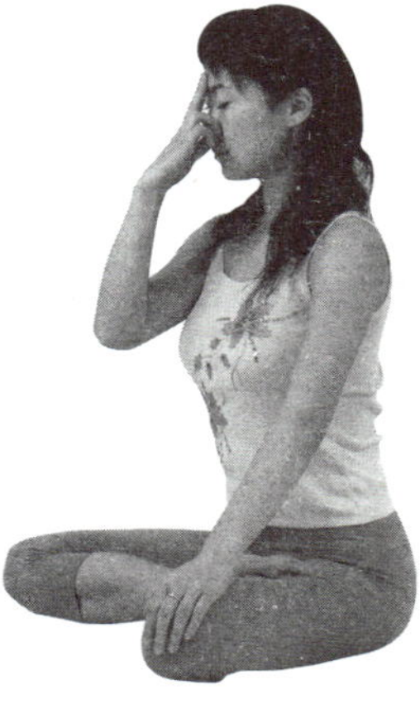

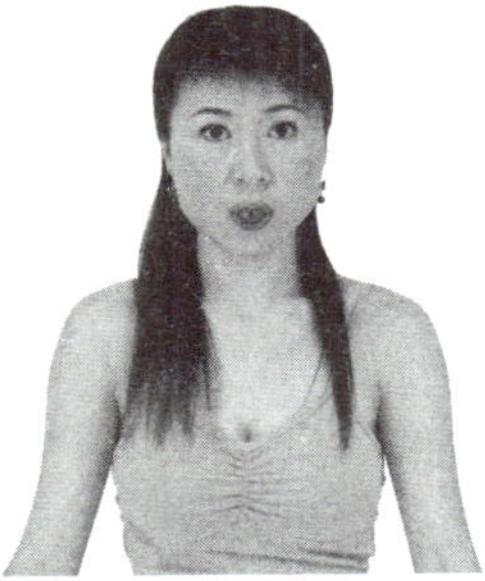

## 压鼻呼吸式

### 排毒功效

促进眼部和鼻部血液循环，明目健鼻，清脑平心，有助睡眠。同时滋养肺部，可排出肺部毒素，预防和治疗青春痘、暗疮。

### 步骤

1. 采用莲花坐或其他打坐方式，挺胸收腹，目视前方或双目微闭。左手中指和食指并拢，轻轻按压于眉心上方，大拇指压住左鼻翼，无名指轻置于右鼻翼上，用右鼻腔将气尽量呼出，然后再慢慢地吸满气。反复呼吸9次。

2. 大拇指松开左鼻翼，无名指压住右鼻翼，用左鼻腔将气尽量呼出，然后再慢慢地吸满气。反复呼吸9次。

3. 大拇指压住左鼻翼，松开无名指，由右鼻腔将气尽量呼出。

4. 无名指压住右鼻翼，松开大拇指，慢慢地由左鼻腔吸满气，再由左鼻腔将气尽量呼出。

5. 大拇指压住左鼻翼，松开无名指，慢慢地由右鼻腔吸满气。

6. 无名指压住右鼻翼，大拇指松开左鼻翼，从左鼻腔将气呼尽，再慢慢地吸满气。

7. 无名指保持压住右鼻翼不放，大拇指压住左鼻翼，也可不压，屏息，直到不能坚持。

8. 无名指松开右鼻翼，大拇指继续压住左鼻翼，从右鼻腔将气呼尽，再慢慢地吸满气。

9. 大拇指保持压住左鼻翼不放，无名指压住右鼻翼，屏息，直到不能坚持。

10. 大拇指松开左鼻翼，无名指压右鼻翼不放，从左鼻腔将气呼尽。

提示：用鼻腔呼吸时，气息要悠远深长，尽可能做到一气呵成。这套动作可先分解开单独练，再组合起来练习。

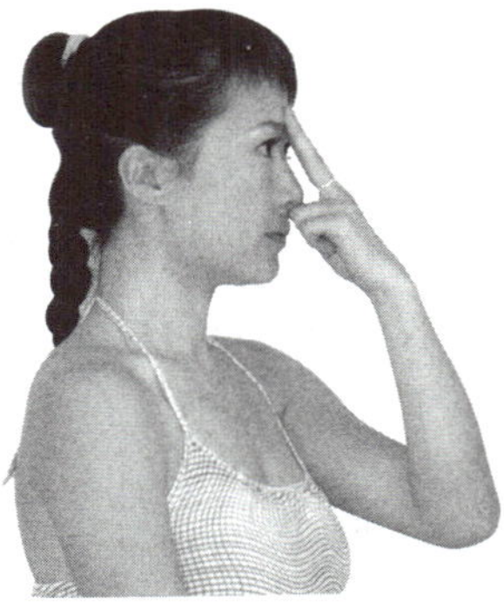

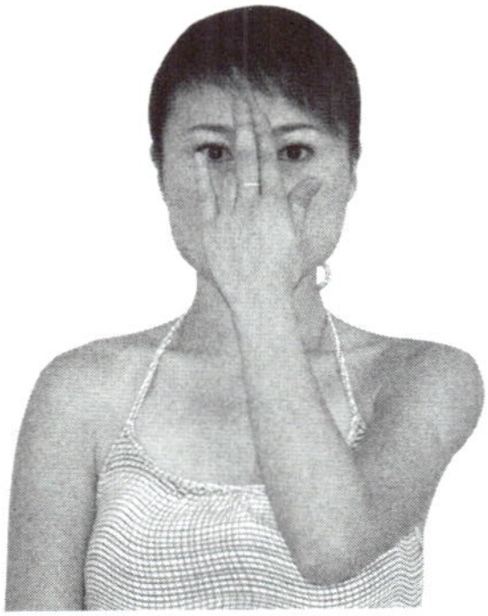

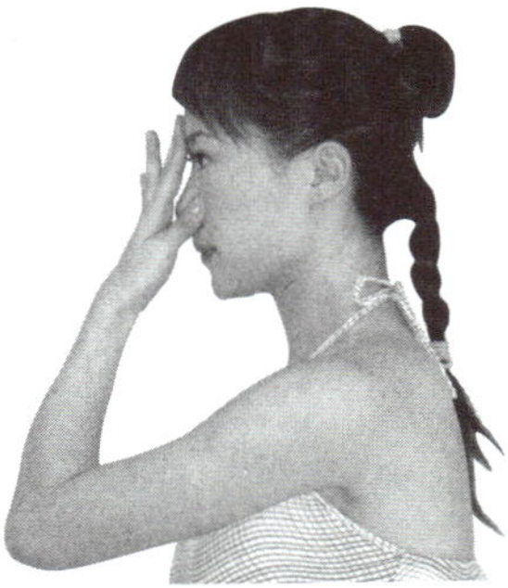

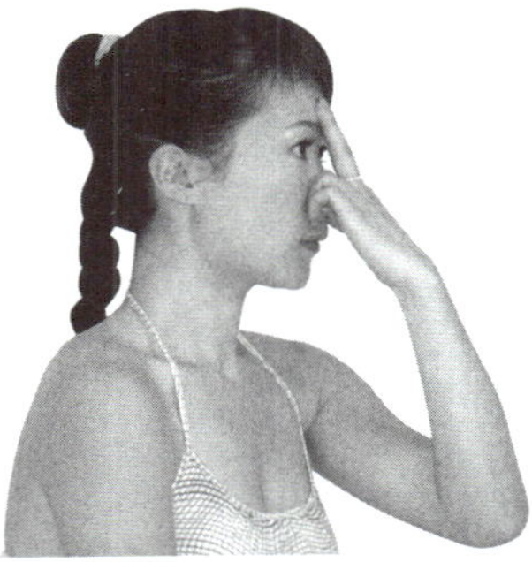

# 泵式呼吸法

## 排毒功效

刺激全身血液循环，尤其能使头部获得新鲜血液，使面色红润，皮肤光滑，大脑神清气爽。对松果体、脑垂体、甲状腺、甲状旁腺都有益处，调节内分泌系统。同时可以健胃，滋养消化系统。

## 步骤

1. 采用打坐的方式，上身直立，双臂自然下垂，双手呈放松状置于膝上，双目微闭或目视前方，做3次深呼吸。

2 深吸气，腹部胀起，呼气，用力地把气由鼻孔呼出（尽量呼出声音），此时需迅速收缩胃腹部，把横膈向上推，以助尽量呼出气体。

3. 吸气，同时放松胃腹部肌肉，让胃腹部自然地向外扩张，保持平静的状态，无须深呼吸。

4. 放松，重复2、3步骤20次；再放松，先自然地呼吸3次，然后咽一下唾液，下巴放于胸上，此时，屏住呼吸，保持这种状态6秒钟，之后，自然放松，再重复1～3遍。

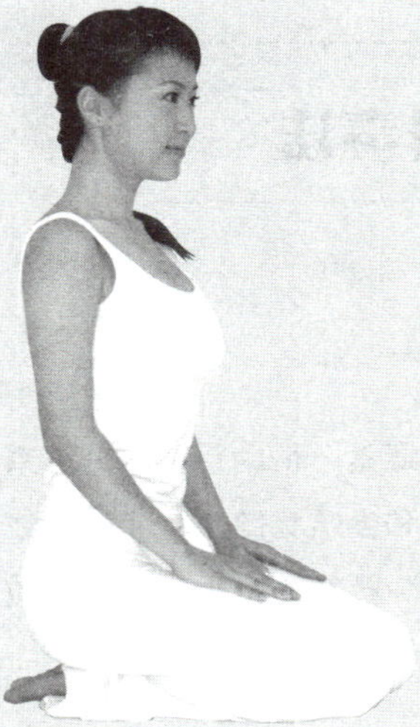
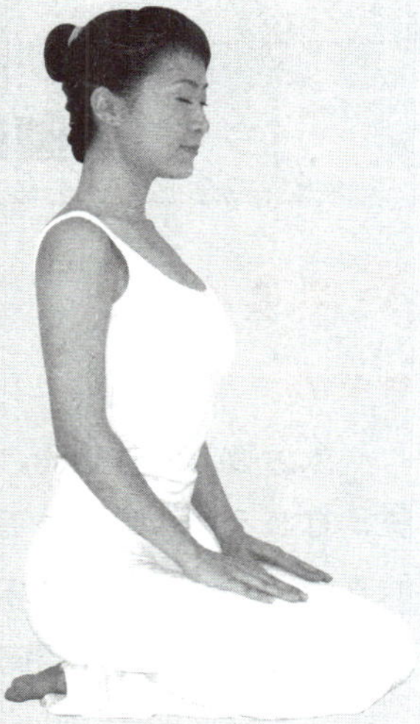
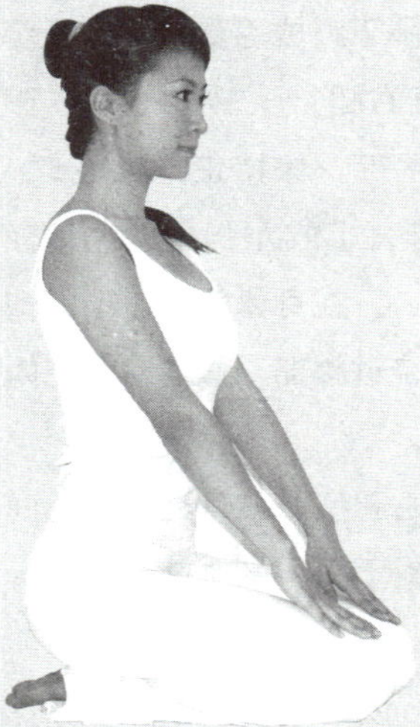
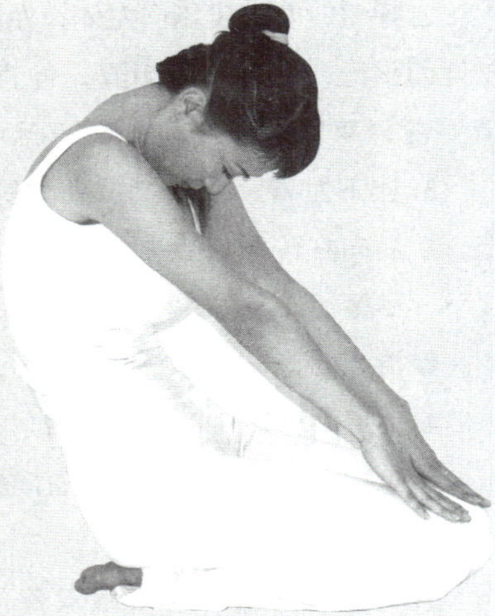

# 瑜伽站姿排毒法

## 侧角伸展式

### 功效

激活腹部内脏功能，释放肠道毒素，帮助平衡内分泌系统，有益于甲状腺、脑垂体、胰腺和生殖腺健康，使面色红润有光泽。同时，可锻炼肌肉并减少腰部的脂肪，有助于减轻关节疼痛和坐骨神经痛。

### 步骤

1. 挺胸站立，双脚分开，间距是肩宽的2倍，两脚呈“八”字形，吸气，双臂平举，掌心向下，目视前方。

2. 呼气，左脚尖指向左侧，左腿下蹲成弓步，使左大腿与地面平行；右脚向后侧滑，伸直右腿；头转向左方，眼睛平视，双臂保持不动，与地面平行，保持正常呼吸。

3. 放下左臂，左手掌放在左脚背上或左脚内侧的地面上，然后向右转身，抬头看向右上方。在身体保持平衡的情况下，尽量扭转身体，右手从背后绕过腰部，置于左大腿内侧。保持此姿势，自然呼吸3～6次。

4. 伸展右臂过头顶，使右臂与右腿呈一条直线，掌心向下，手肘贴在耳朵上面，眼睛看向斜上方，保持这个姿势，呼吸1～3次。

5. 向左转动上身，平举双臂，恢复到步骤2的姿势。

之后，转回身体，伸直膝盖，恢复到步骤1中所示的初始姿态，然后向右方重复以上动作。左、右方各做3～6遍。

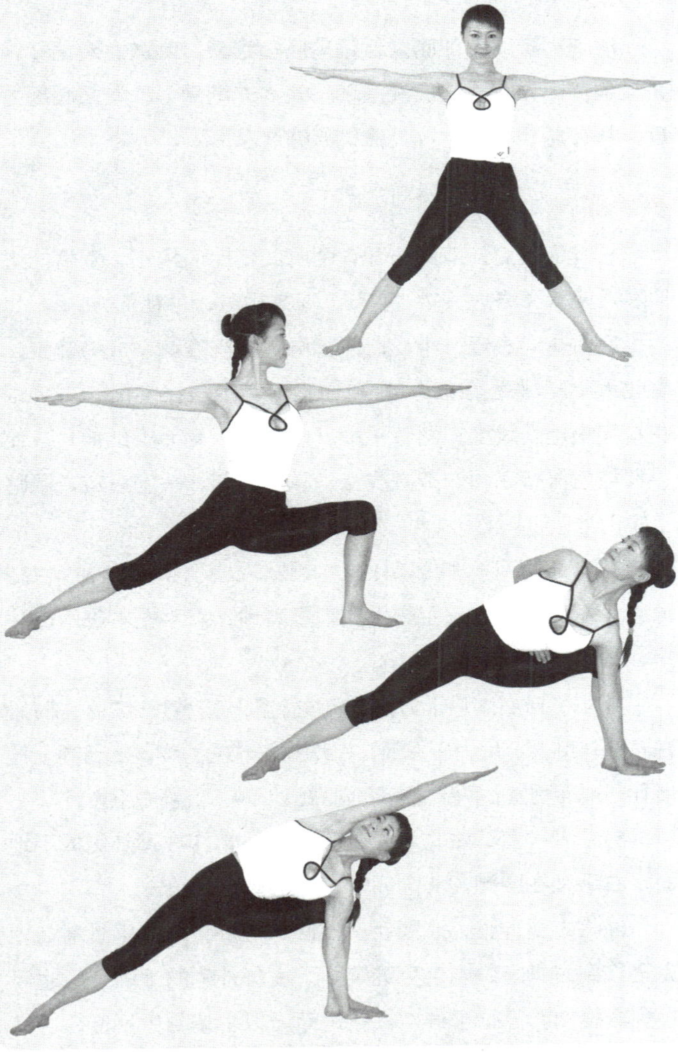

# 侧角转动式

## 功效

清理和顺畅腹部肠道，排出肠道毒素。刺激血液循环，尤其是背部和腹部的血液循环，使人充满活力。增强腿部力量，并有益于小脑、肾上腺和胰脏健康。

## 步骤

1. 挺胸站立，双脚分开，两脚间距比肩稍宽，双臂向上伸展，使双臂略成"V"字形，双掌相对，目视前方。

2. 右脚向右迈一小步，右脚脚尖转向右侧，成弓箭步，右腿大小腿尽量呈90°；左腿伸直，脚跟蹬住地面，左脚跟在右脚的延长线上。两臂平举（感觉向两侧无限延伸），使手臂与肩保持在同一条直线上，掌心向前，头向右转，眼睛平视前方。

3. 弯曲上身，胸部贴住右大腿，头部伸出膝外；左腿伸直，左脚跟抬起，左脚内侧脚掌着地；双手在右脚两侧扶地，掌心向下。

4. 躯干自右向后上方扭转，左上臂与前臂呈90°，左肘压在右膝外侧，可用力压右膝，以增加扭转的力度。右臂向上伸展且与地面垂直，两手掌心朝向右腿外侧，目视右上方。

5. 左臂伸直，贴在右腿外侧，左手掌在右脚外侧撑于地面，右手叉在腰侧，头向后转，眼睛望向后上方。

6. 将右腿伸直，左腿自然拉回一些，将身体重量渐渐地完全移到右脚上。左手可继续贴于右脚外侧的地面上，也可移到右腿前，五指平伸，按在地面上以协调身体平衡，并让右臂贴住后腰向下。自然呼吸的状态下，尽量长时间地保持这个姿势，之后转回身体，站直，恢复到步骤1的姿势，然后另一边重复以上动作。反复练习3次。

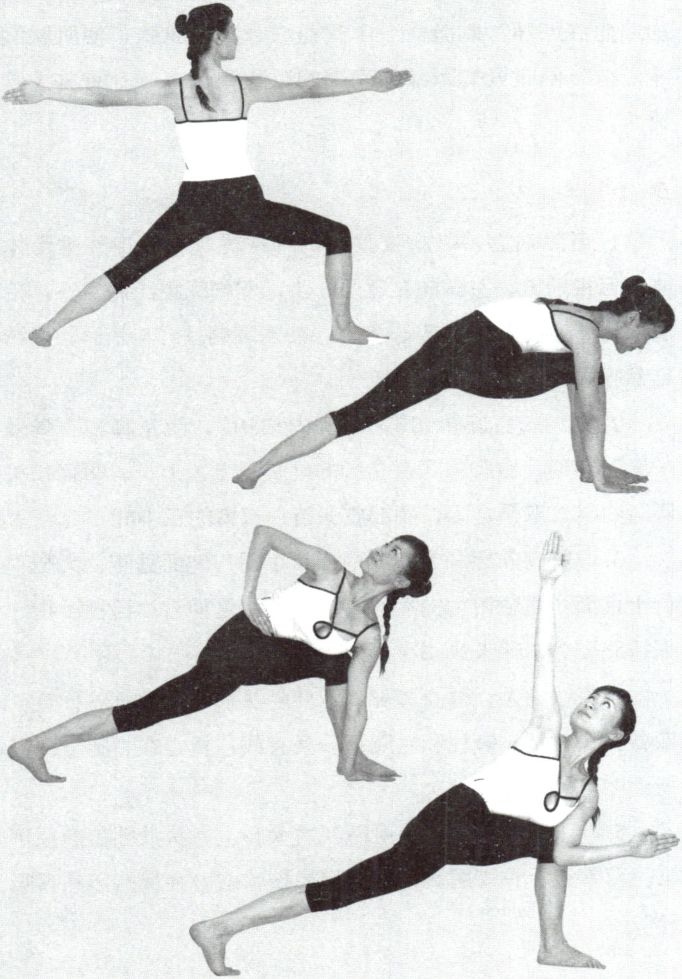

# 塔式

## 功效

增强肺部功能，排出肺部毒气，使皮肤更加光彩照人。加速血液循环，刺激血液中有益成分滋养肌肤，使肌肤润泽光滑。同时紧实颈部和肩部的皮肤和肌肉，令身体柔软灵活。

## 步骤

1. 自然站立，挺胸收腹，双脚并拢，双手自然垂于体侧，目视前方，左脚向左迈开一步，双脚间距比肩略宽；抬起双臂，手指朝天，手心相对，使双臂略呈“V”形，保持自然呼吸。

2. 右脚向右旋转90°，左脚内扣30°，使左脚和右脚呈“丁”字形，右脚脚跟在左脚的延长线上，上身、两臂和头同时右转，双手合十，头部应保持在双臂的正中间。

3. 右脚向前迈一大步成弓形，小腿与地面垂直，大腿平行于地面；左腿用力向后伸直。脊柱尽量伸直，目视手指，保持此姿势，呼吸3～6次。

4. 身体前倾，伸直颈部，双臂随头一起向前上方伸直。双臂、头、颈、脊柱和左腿呈一条直线，重心在右腿上。保持此姿势，呼吸3～6次。

5. 向下弯曲身体，上身贴在右大腿上，头从膝盖前往下垂。双掌置于右脚两侧，身体呈放松状态，并保持自然呼吸3次。

6. 头继续下垂，双掌贴于地面不动或略向前滑，然后慢慢直起右腿，直到膝盖完全伸直，保持此姿势呼吸3～6次。

7. 吸气，上身直起，双臂上举，恢复到步骤2的姿势。呼气，然后换左边重复以上动作。左、右方各做1～3次。

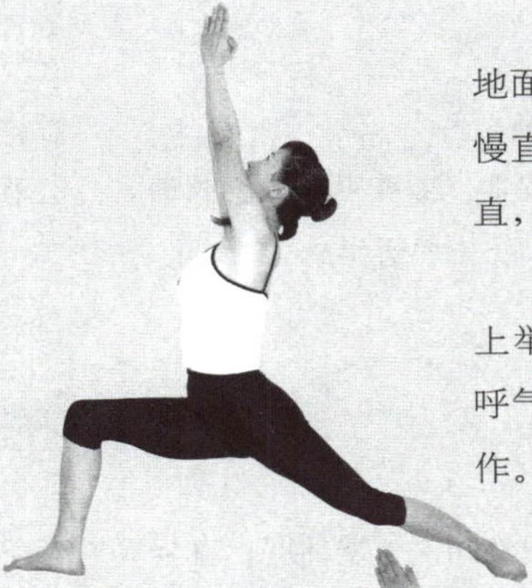

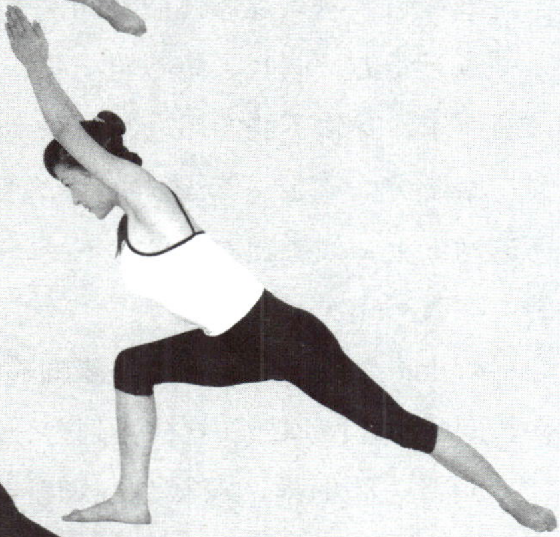

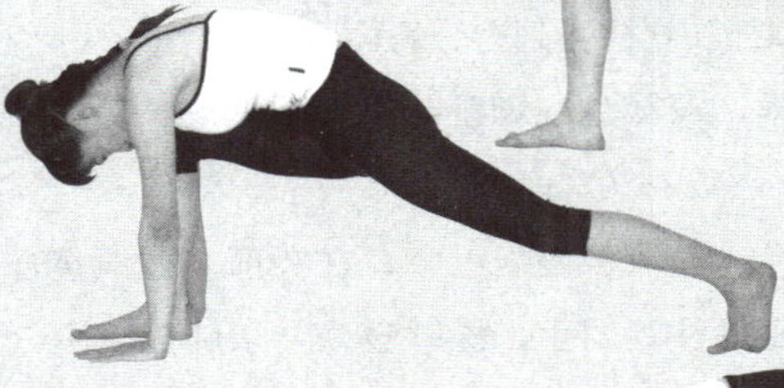

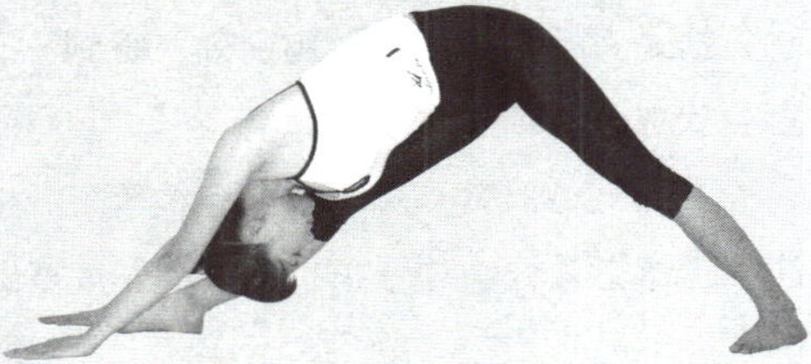

# 增延脊柱伸展式

## 功效

滋养肺部，清除肺部毒素。滋养甲状腺、脑垂体、松果体，有助于调节激素分泌，防止黑斑生成。

## 步骤

1. 挺胸站立，双脚并拢，双手自然置于身体两侧，目视前方。

2. 吸气，双臂从体侧由外向上缓慢伸展，直至双掌交合于头顶正上方。同时，缓缓抬起头，双掌合拢时，眼睛恰好注视手掌，身体不能向后弯曲，双手恰在吸满气时合拢。

3. 呼气，弯腰，双膝伸直不弯曲，手掌平放于双脚两旁的地面上，如果腿部柔韧度不足，可适当屈膝，保持此姿势，呼吸3～6次。

4. 上身微抬，双手指尖与双脚前地板接触，双腿微曲，抬头向前看，使颈部和脊柱得到充分的伸展。

5. 将头部下垂，双眼注视脚趾，手掌贴于双脚两侧地面，保持此姿势，呼吸3～6次。

6. 慢慢抬起身体，双手慢慢上举，在头顶上方伸直合掌，指尖朝天，眼睛注视双手，深呼吸，要求肺部吸满气时，恰是双手合拢时，做到手到、眼到、心到，注意脊背呈直立状态。

7. 呼气，双臂从身体两侧缓缓落下，恢复到初始姿势。注意身体重量应均匀分布。整套动作重复做3次。

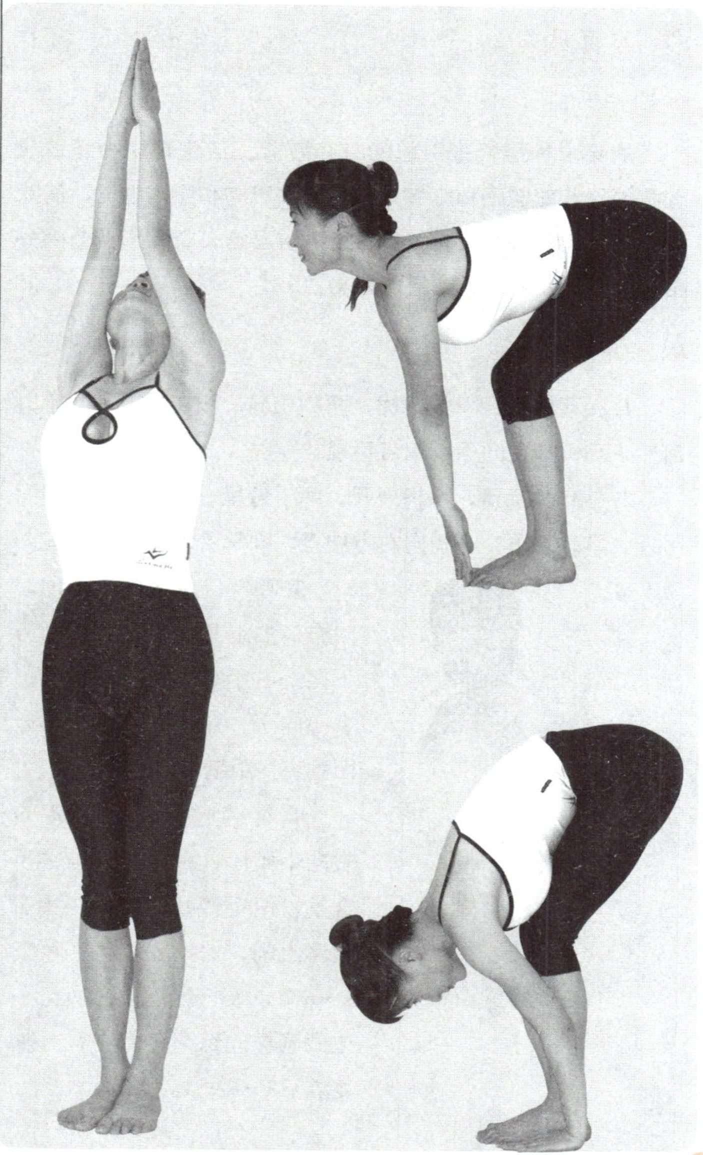

# 活页式

## 功效

消除由神经紧张引起的身心疲劳。活跃脊柱神经，改善和消除背部僵硬和疼痛。强健腹部肌肉和腹内脏器，清除腰部多余的赘肉。可有效地按摩内脏器官，有助于调节内分泌，刺激消化系统，有排毒的功效。

## 步骤

1. 腰背挺直，双膝并拢，两脚相靠，跪在地上，两手臂自然下垂，指尖向下，双目平视。

2. 举起两手臂，手指展开，两手臂呈一条直线且与地面平行，掌心向下；右腿向右方伸直，脚掌着地，脚背绷直。

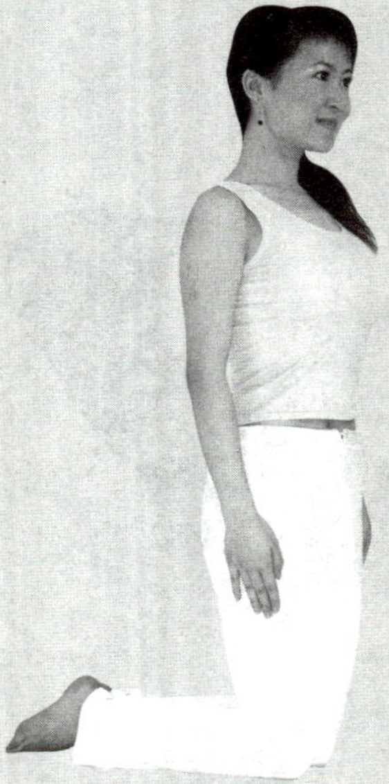

3. 呼气，左膝单跪于地，向右弯曲上身躯干，右臂顺势下摆，右手掌放在右脚背上，掌心向下，左手向上伸直与地面垂直，眼睛看向左手指尖。

4. 继续呼气，左手臂向右向下倾压，左手尽量与右手合掌，两手臂贴住耳朵，头在两臂之间，保持此姿势，呼吸3～6次，吸气，复位。换另一边做同样的练习。左、右方重复练习3～6次。

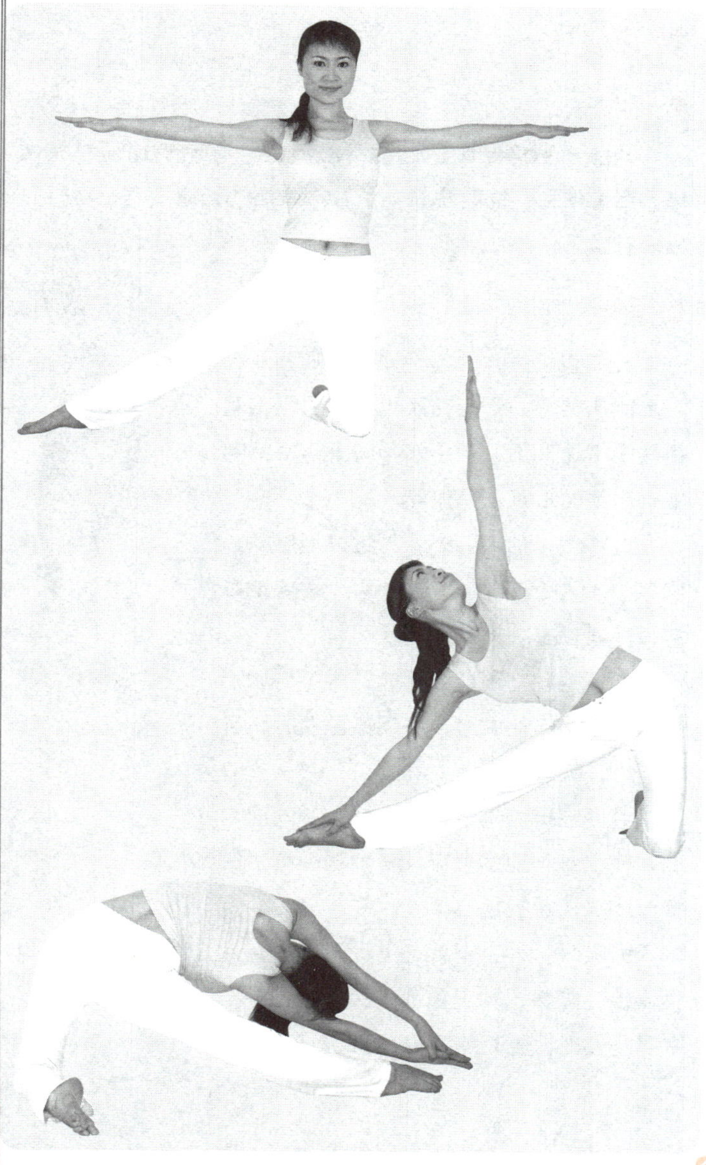

## 摩天式

### 功效

消除由神经紧张引起的身心疲劳。有助于加强血液循环，治愈便秘，同时也有助于背部骨骼的健康发育，对行血散瘀有益。

### 步骤

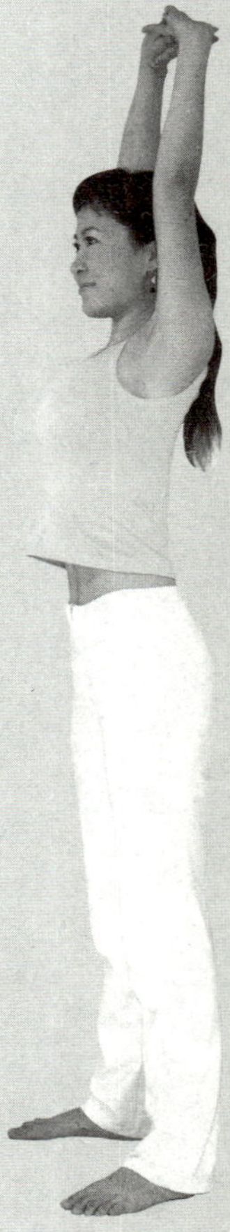

1. 挺直腰身，站立于地，两脚分开，距离比肩略宽，十指交叉相扣，吸气，双手缓缓举过头顶，两手掌心向上，两臂向上，与地面垂直，平视前方。

2. 呼气，抬起脚跟，脚尖撑地挺立，屏气，使整个身体向上伸展。保持此姿势，呼吸1～3次。

3. 呼气，脚跟缓缓落地，两手臂放于头顶，左手抓住右肘，右手抓住左肘，目视前方。吸气，不动。

4. 两腿挺立不动，呼气，上身向前弯曲，使上身与地面平行，与两腿垂直，保持此姿势，呼吸1～3次。

5. 吸气，伸直脊背，上身向上挺直，慢慢抬高脚跟，脚尖着地。保持此姿势，呼吸1～3次。重复练习1～3遍。

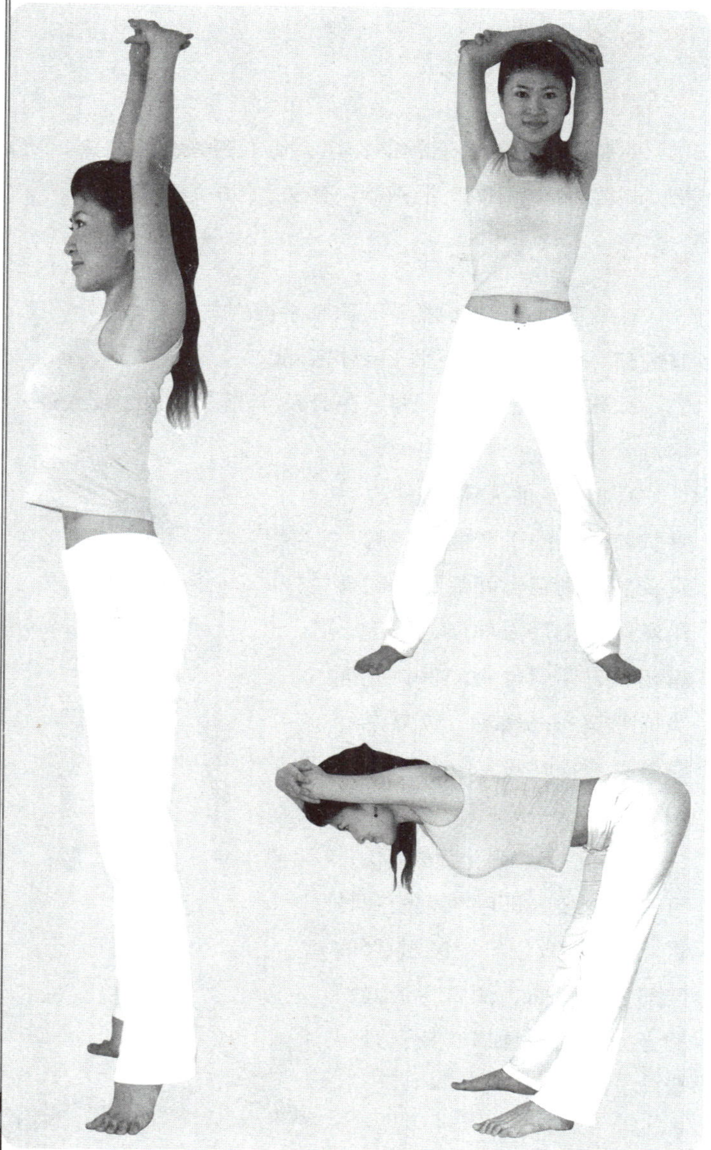

# 双角式

## 功效

对整个神经系统有镇静作用，使人感到心情愉快，轻松。强健腿部和手臂的肌肉群，有助于防治肩周炎。

## 步骤

1. 站直身体，挺胸抬头，眼睛平视前方，两脚分开，比肩略宽，两手臂自然下垂于身体两侧。

2. 身体保持直立，两手在身后十指交叉相扣，掌心相对。

3. 吸气，两腿保持伸直，呼气，上身向下弯曲，将胸、腹、头向两腿中间靠拢，两臂尽量向头部后方伸展，两手十指相扣，手臂伸直。保持此姿势，呼吸3～6次后，恢复站立姿势，放松呼吸3～6次。重复整个过程3～6次。

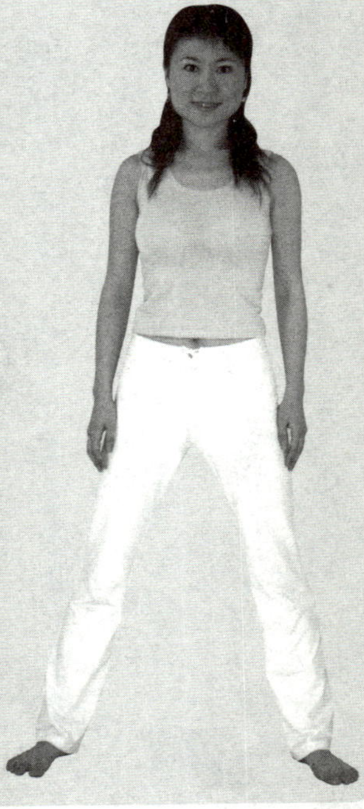

变姿：为了强化颈部肌肉，可以做变姿，即呼气，两腿伸直，两脚稍微分开，上身从腰间向前后方弯曲，两臂尽量向头的上方和后方伸展，头、颈尽量向上抬升。

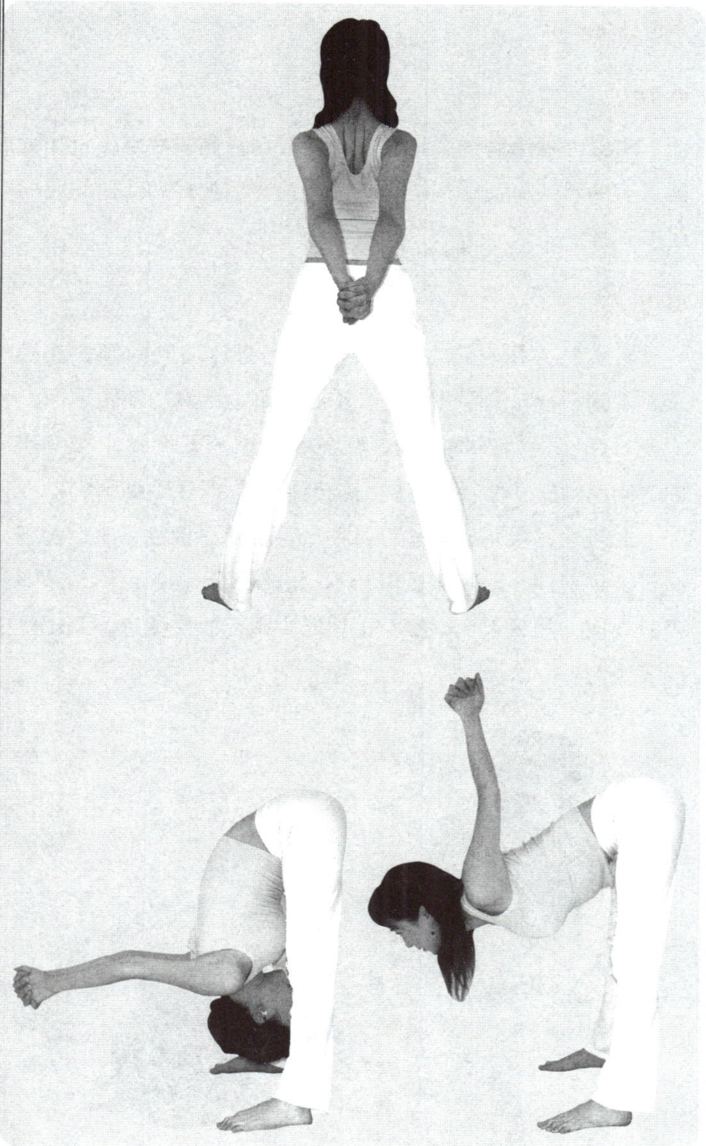

# 花环式

## 功效

可以消除由神经紧张引起的疲劳和背痛。按摩腹肌和脏器，有助于消除便秘和消化不良。补养和加强肩部、四肢的肌肉和神经。

## 步骤

1. 双腿并拢，蹲在地上，吸气，身体略向前倾，头摆正，眼睛平视，两手臂伸直，掌心向下，手臂与地面平行。

2. 两腿保持并拢不动，呼气，逐渐分开两腿，腰身弯曲，向前倾压，两手向下向后绕至腿后，抓住两脚踝。

3. 吸气，抬头，向前看；呼气，腰部尽量往下压，垂下头，头顶着地，臂部尽量保持不动。保持此姿势，均匀地呼吸3～6次，然后吸气，抬头，放开脚踝，放松休息。此动作反复练习1～3次。

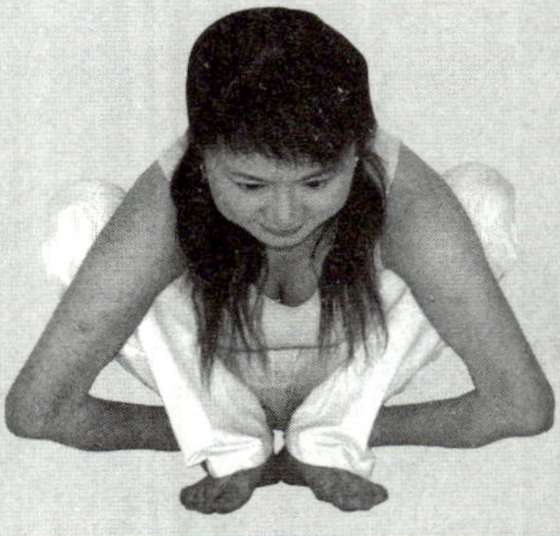

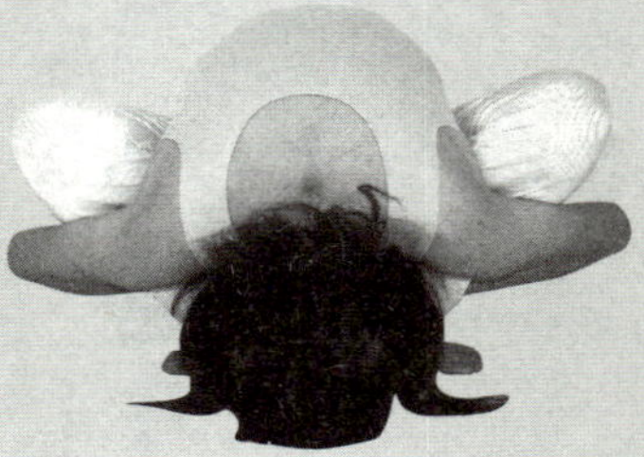

# 瑜伽坐姿排毒法

## 狮子第一式

### 功效

恢复面部和颈部皮下肌肉的弹性，对除皱有特效。可延缓衰老，防止皮肤松弛下垂，减少脸上的皱纹和眼角的鱼尾纹，使皮肤光洁而有弹性。同时锻炼舌头、喉头，也可改善音质。另外还有益于甲状腺、双眼与双耳。

### 步骤

1. 直身跪坐，双腿并拢，脚背着地，脚掌朝上，臀部坐于脚跟上，双手自然放松，置于大腿上，上身保持直立，目视前方。

2. 吸气，身体逐渐前倾，五指张开，中指、食指、无名指、小指着地，掌心靠在膝盖边缘。圆睁双眼，伸出舌头，眼睛尽可能用力瞪圆，像狮子一样具有威猛感，舌头也需尽量伸得长些。

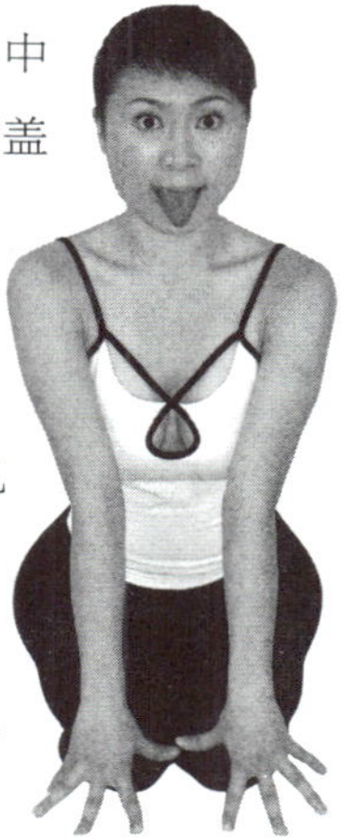

呼气，喉部发出响亮的“啊啊”的狮吼声。保持此姿势10秒钟。

提示：做步骤2的姿势时，面部、颈部、肩部、臂部、手部和躯干的肌肉均要保持紧张状态。

# 坐姿前弯

## 功效

扩张胸部，增强心、肺功能，强化腹部器官，清除胸、腹部毒素，使血液中融入更多的氧气，使人感到身体充满活力。同时能消除腹部脂肪，并可拉伸腿部，增加腿部的柔韧性。

## 步骤

1. 挺胸坐于地面，双腿向前伸直，双脚并拢，双手自然放在大腿上。

2. 吸气，手臂上举，双手掌心向下，两眼平视前方。合掌，手指指向天空，双肘伸直，手臂与上身成一条直线。保持此姿势，自然呼吸3次。

3. 呼气，上身前倾，双臂往下降，双手握住脚踝。保持膝盖伸直不弯曲，大腿、小腿贴住地面，使小腹有拉长感，双眼注视脚趾。

4. 继续保持腿部伸直并拢，用手紧紧抓住脚踝。吸气，抬头，眼睛望向上方。挺起胸部，拉伸腹部，并使坐骨到头顶都有往上提的感觉。

5. 呼气，弯曲双肘，上身包括胸、腹、脸慢慢向腿部靠拢。尽量下压，最好让头部贴在小腿上方，并想象肩胛骨从背部滑下来。保持这个姿势，呼吸6～12次。步骤1～5重复练习3次。

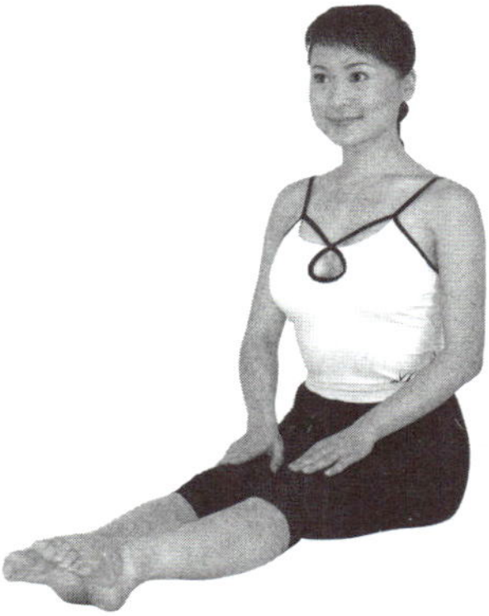

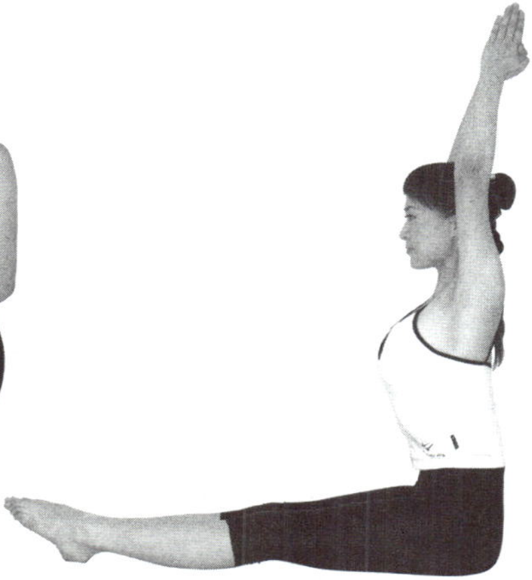

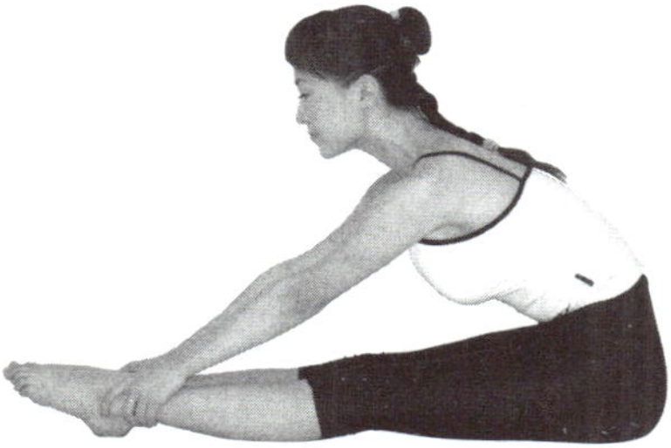

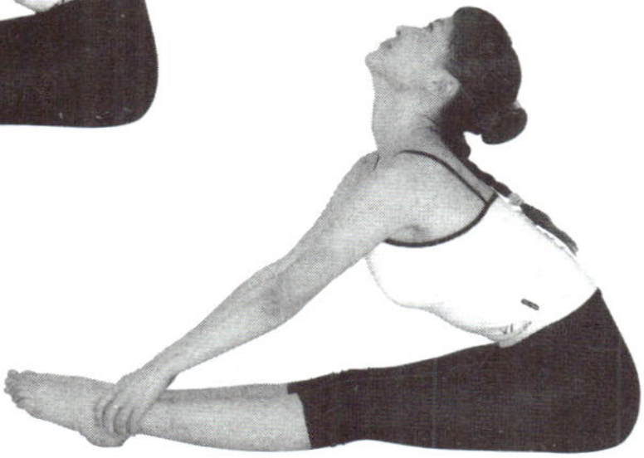

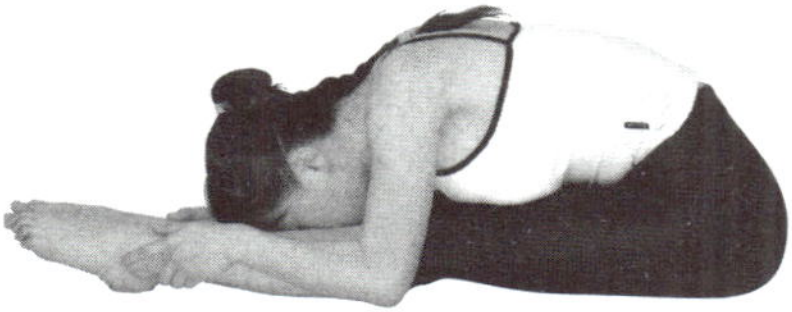

## 蝴蝶式

### 功效

促进骨盆和腹部的血液循环，有助于消除泌尿系统功能失调，预防疝气，从而清除骨盆内毒素，防治青春痘和面部暗疮。同时能调理月经不调，减少分娩痛苦。

### 步骤

1. 直身坐立，双脚脚掌相对，膝盖向外展。双手握住脚踝处，慢慢地把脚跟往大腿根部拉。身体保持挺直，双肩放平，下巴微微内收，并把双膝尽量贴向地板。

2. 双手握住双脚脚趾，吸气，腰背保持挺直，呼气，上身前倾。下巴往前伸，前伸幅度要尽量大。保持此姿势，呼吸1～3次。

3. 深呼吸，每呼吸一次，上身下俯一些，直到前额点地。保持此姿势，呼吸3～6次。然后吸气，抬头向前看。

4. 呼气，直起上身，双膝并拢，恢复坐姿。双手扶住膝盖，目视前方。

5. 吸气，双臂抱住膝盖；呼气，垂头，将脸部贴于膝盖上，双目轻闭，放松，自然呼吸3次。重复练习此式3次。

提示：做练习时，要一步一步来。若是某一动作做不了，可先做前一动作，然后逐步加大幅度。一段时间后，就可以完成此套动作了。

另外值得注意的是不要让肌肉过于劳累。

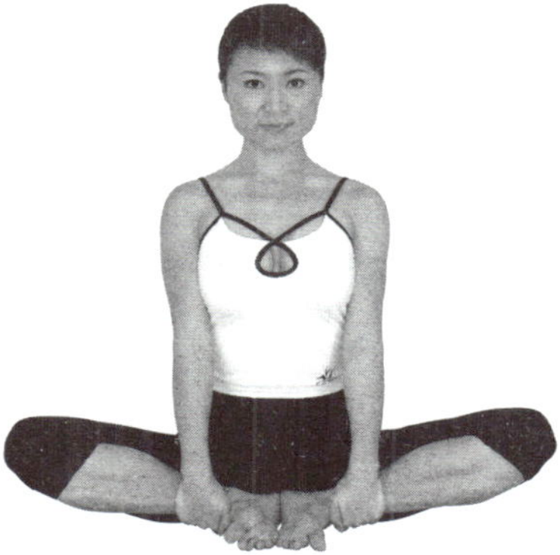

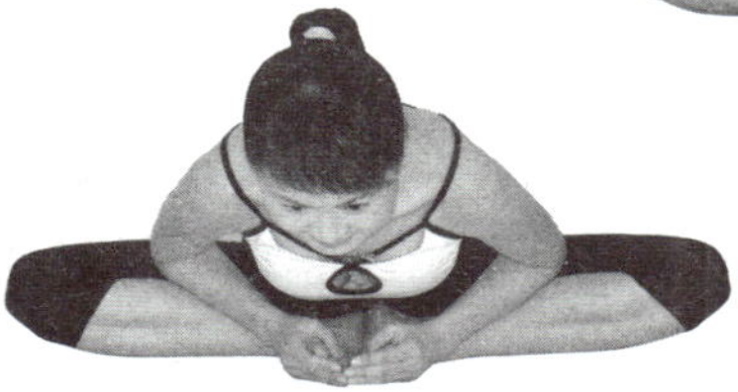

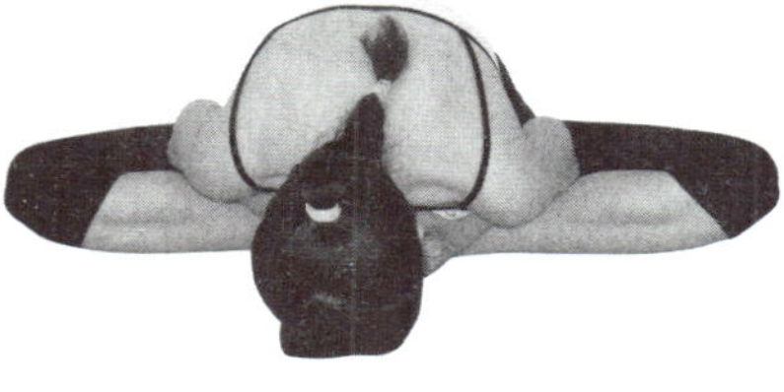

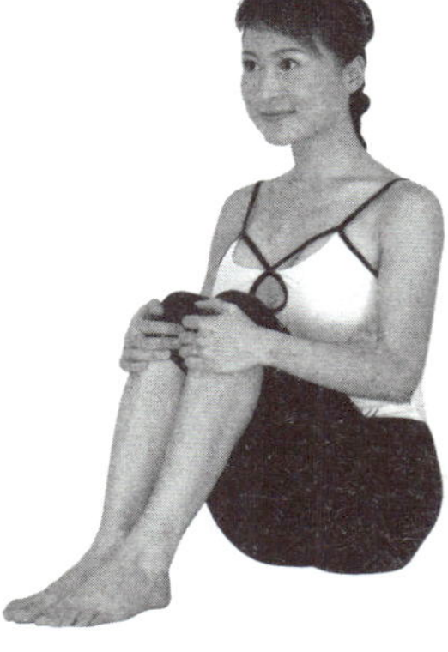

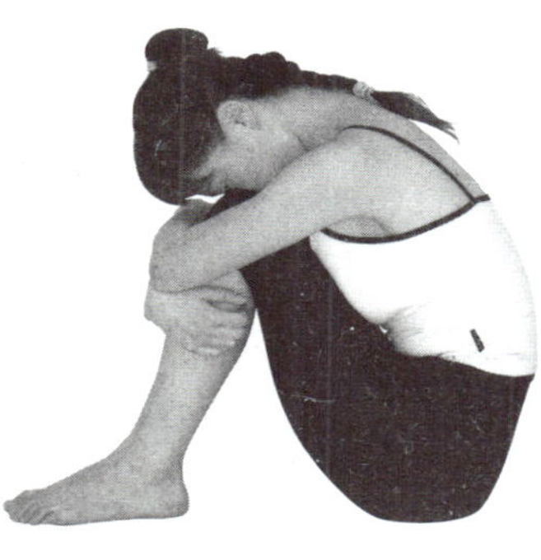

# 半脊柱扭动式

## 功效

补养腹部器官，防止前列腺和膀胱过分增大，排出腹部毒素，消除腰、腹部多余脂肪，并有助于防治腰痛，有益于肠胃健康。

## 步骤

1. 挺胸坐直，双腿向前伸直，双脚并拢，双手自然放在膝盖上，上身与地面保持垂直，目视前方。

2. 弯曲右腿，右脚背放在左大腿上，脚心向上。右臂向前伸展，用右手抓住左脚脚趾或将手掌靠在右脚外侧；上身转向左边，眼睛向左后方看，将左臂尽量伸向腰背部，使左手贴住腰的右侧；深呼吸，随着每次呼吸，上身尽量向左后方拧转。注意，此时应采用腹式呼吸。保持此姿势，呼吸3次。左、右两侧重复练习3次。

提示：如果你的手抓不到脚趾，那么不妨用条毛巾拉住脚掌上半部分，然后用手拉住毛巾的两端做此动作。

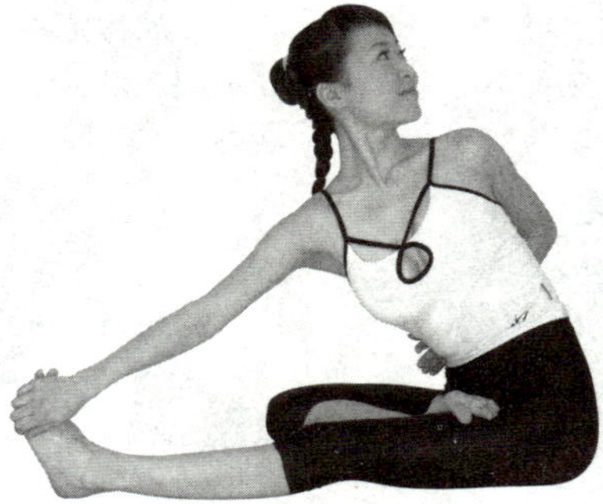

# 扭转式

## 功效

增强肺部功能，清除肺部毒素；增强腹部器官功能，清除腹部毒素，消除便秘。同时有助于强化脊柱，增强身体免疫力，消除腰、腹部脂肪，紧实皮肤，缓解腰腹疼痛。

## 步骤

1. 挺胸坐直，双腿伸直，双脚并拢，双手自然放在大腿上，掌心向下，两眼平视前方。

2. 弯曲左膝，将左脚收至右膝内侧，脚掌着地，双臂撑于身后的地板上，使双手手指指向身后，上身向后仰，双眼自然望向斜上方。

3. 吸气，并向左扭转身体，使上身转向左方。双手于胸前合掌，指尖朝天，两小臂与地面平行，并让右肘顶在左膝外侧，上身保持挺直，眼睛平视前方，保持此姿势，做深呼吸3～6次，然后调整呼吸至自然状态。恢复到步骤1的姿势，换方向重复练习。左、右方各练习3次。

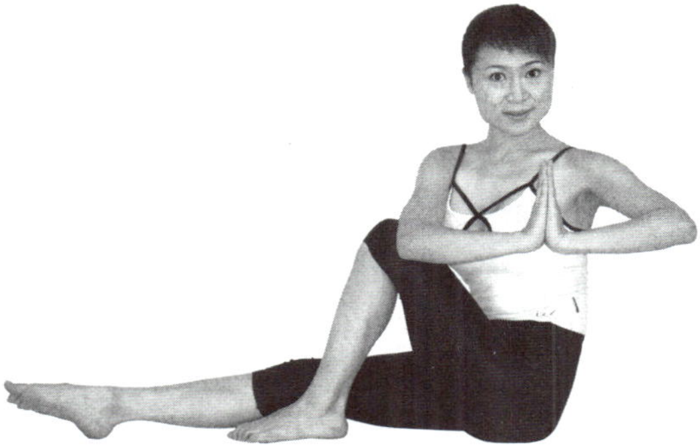

# 双腿背部伸展式

## 功效

使人迅速恢复精力，舒缓精神，充满朝气。有助于促进消化与排泄，治疗痔疮和便秘。可以改善血液循环，按摩心脏，强化肾脏和生殖器官，增强性控制能力。增强腰、腿的柔韧性，消除腰、腿部多余脂肪及腰腿疼痛。

## 步骤

1. 身体放松坐于垫上，眼睛平视前方，腰、背挺直，两腿向前并拢伸直，两臂放松，放在两大腿上，掌心向下。

2. 两臂向前伸展，保持与地面平行。

3. 吸气，腰、背挺直，双臂上举至头顶，双手合十，使脊柱充分伸展。

4. 呼气，双臂放下，左、右手分别抓住左、右脚，吸气。（注意，做此动作时脊柱应尽量保持伸直）

5. 呼气，弯曲肘关节，并尽量使两肘往外往下弯。上身向腿部靠拢，颈部伸直，垂头，上身随着两肘的动作而慢慢地压低并靠近双腿。深呼吸，随着每次呼气，上身和双臂继续向下，直至脸和胸、腹贴到腿部。吸气，抬起上身；呼气，收回双手放在大腿上，恢复到起始姿势，放松休息，呼吸1～3次。重复此式1～3次。

提示：双臂和上身向前弯曲和拉伸时，应以感到舒适为宜，不可勉强，以免拉伤肌肉。

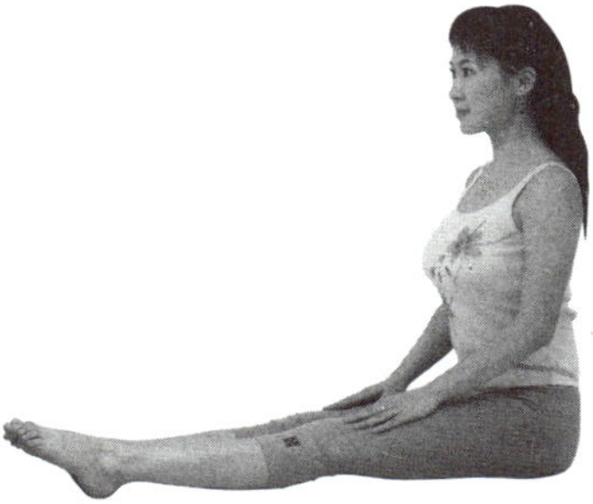

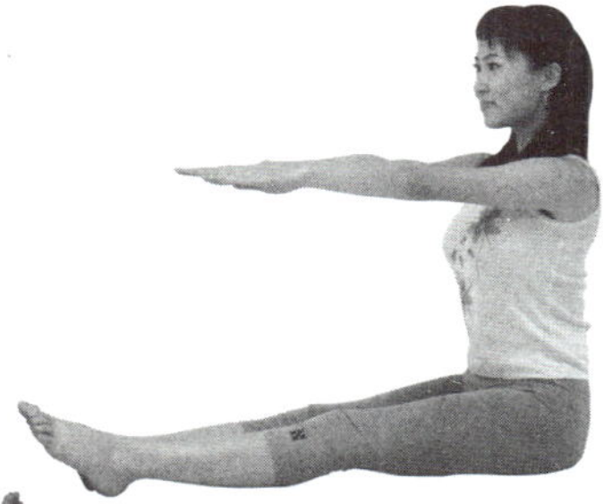

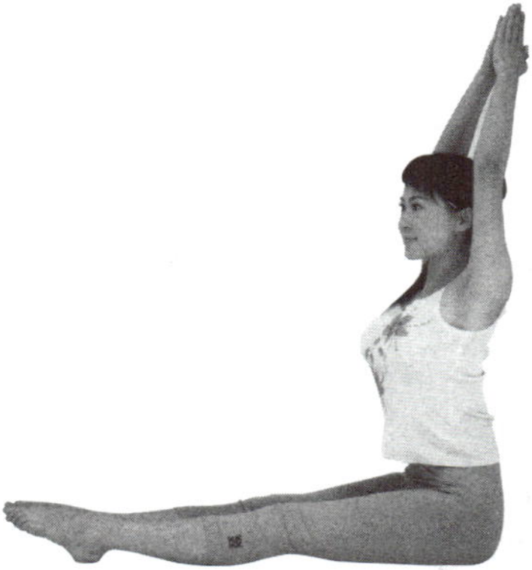

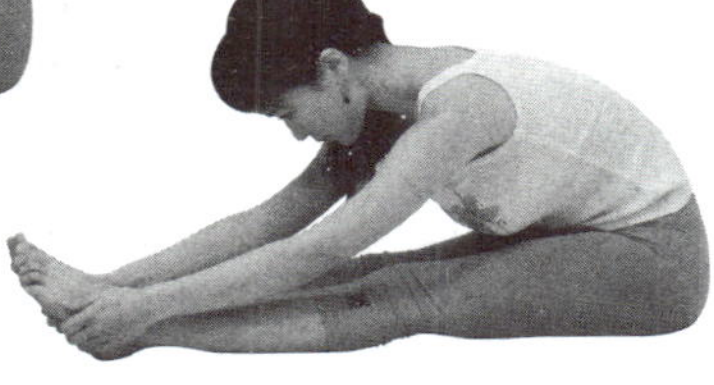

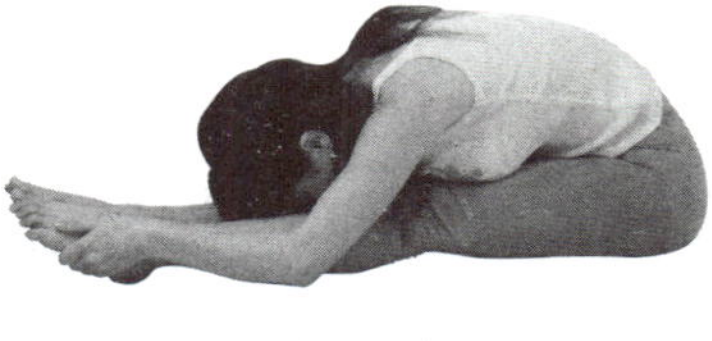

## 瑜伽身印式

### 功效

能够活跃大脑神经，消除神经紧张和不安，减轻身心压力。伸展和强健双手，促进血液循环，提高专注力。

### 步骤

1. 全身放松，坐于地上，将两腿盘成莲花坐或半莲花坐。

2. 两臂放在背后，双肘弯曲，双手在两肩胛骨中间处合十，两大拇指相扣。

3. 吸气，保持以上姿势，头尽量往后仰，面部朝天。

4. 呼气，上身缓慢前倾，使前额贴地，保持此姿势10～15秒，自然呼吸。

5. 直起上身，放松手臂和腿部，还原成起始姿势。交换两腿的上下位置，重复练习1～3次。

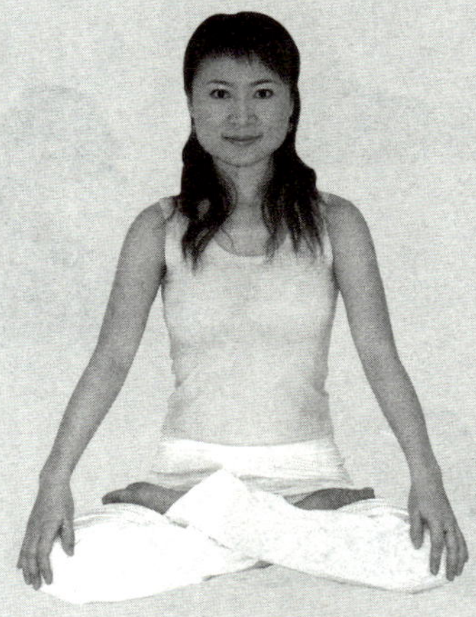

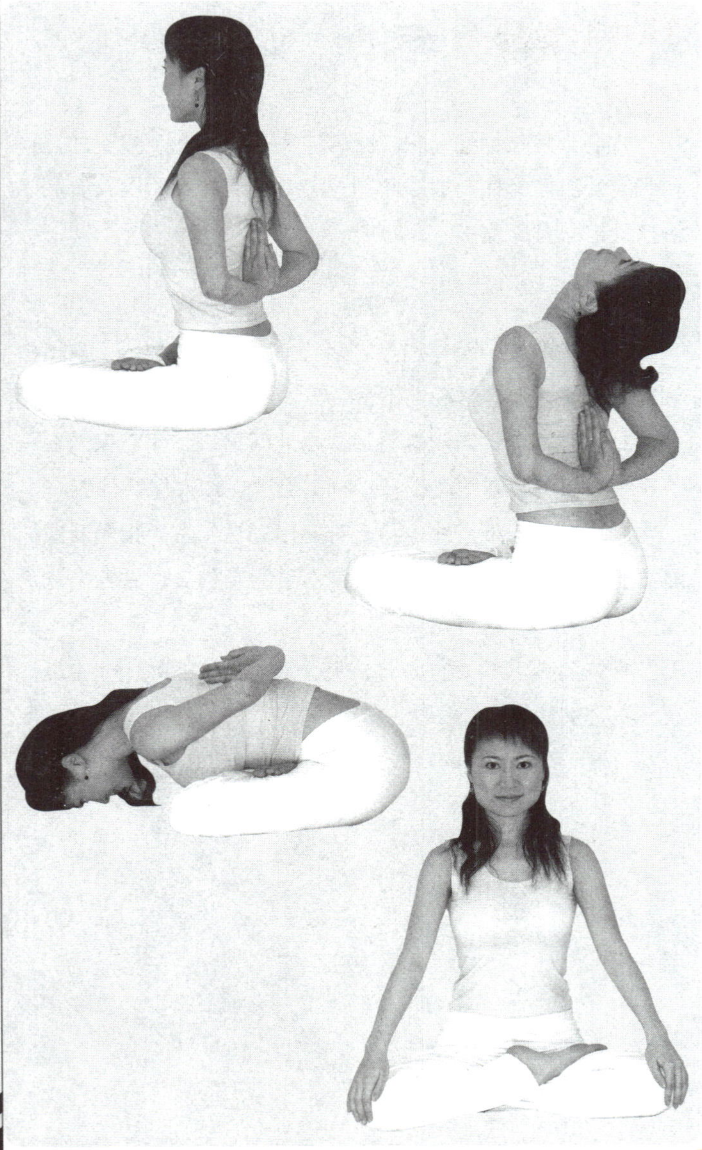

# 转躯触趾式

## 功效

有助于消除神经紧张，减轻压力。按摩和加强腹部器官和肌肉，滋养脊柱。放松两肩关节，伸展腿部肌肉，有利于治疗颈部强直疼痛。

## 步骤

1. 坐于地面，腰背挺直，两腿伸直，两脚并拢，双手自然放于大腿之上，掌心向下。

2. 吸气，双臂向两侧平举，与地面平行，两臂保持在一条直线上，两腿向两侧张开，背部挺直，膝部保持伸直。

3. 双臂呈一条直线，将上身躯体右转，左手指触及或抓住右脚趾，头向右转，双眼注视右手的手指尖，右臂向背后伸展。

4. 恢复到步骤2的姿势。将上身向左转做相同练习。左、右方交替练习1～3次。

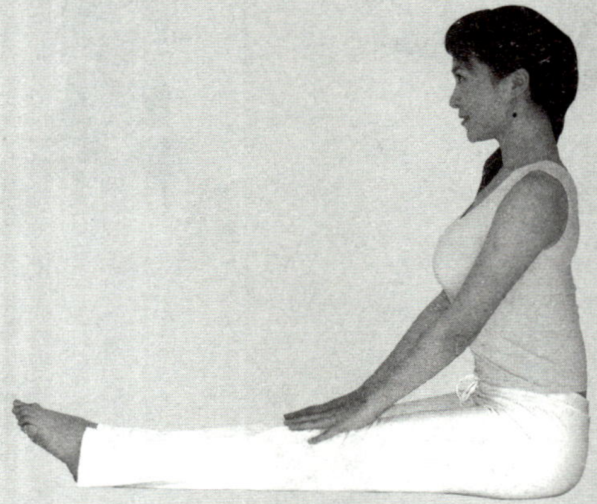

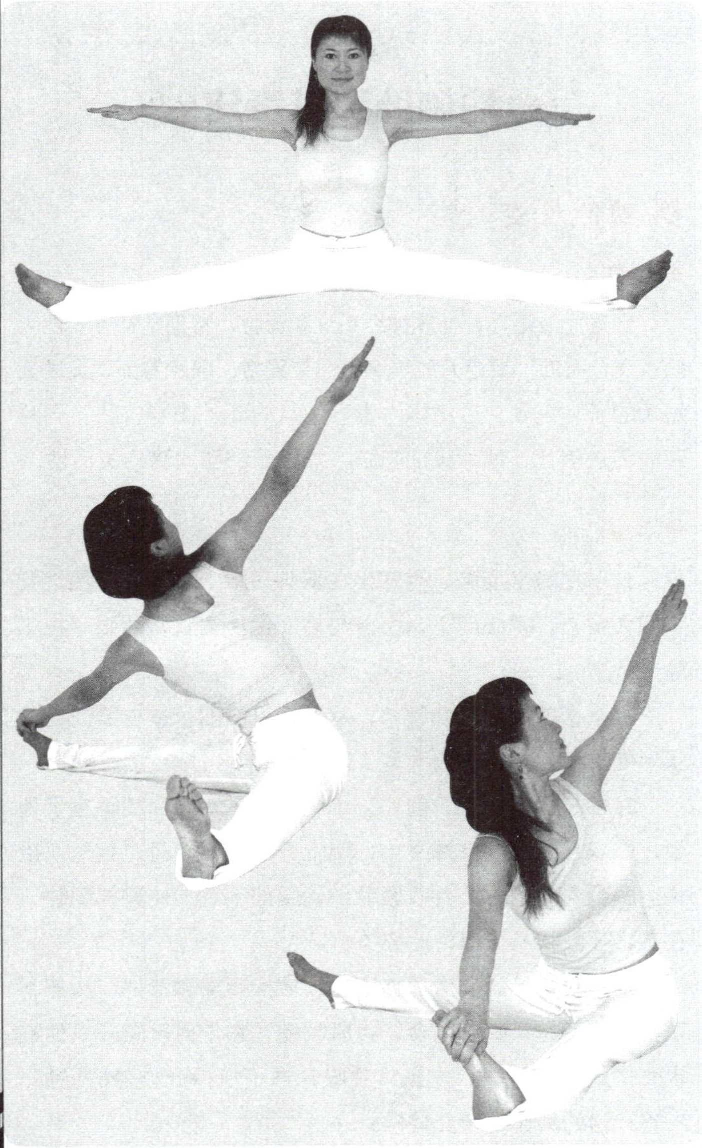

# 瑜伽卧姿排毒法

## 猫伸展变式

### 功效

促进血液循环，补养神经系统和肾脏，特别是补养女性生殖系统，有助于治疗月经不调、白带异常、痛经等证，促进妊娠后的子宫恢复。过滤体内毒素，从内而外滋养皮肤。同时还能促进消化，消除腹部脂肪，加强颈部和肩膀的灵活性。

### 步骤

1. 采用跪坐姿势，臀部坐在双脚后跟上，双手自然地置于两大腿上，掌心向下，上身与地面保持垂直，两眼平视正前方。

2. 上身前倾，弯曲腰部，双臂伸直向前，按在膝前约60厘米处，双手间距与肩同宽。两眼望向手指，自然呼吸。

3. 抬起臀部，上身前移，小腿贴地不动，大腿垂直于地面，以双手、双膝支撑身体，使上身与地面平行。吸气，抬头，两眼看向前方，并收紧背部，腰部下沉，使臀部翘起。在正常呼吸状态下保持此姿势6秒钟。

4. 呼气，手脚姿势保持不变，放松颈部和背部。头部下垂，后背弓起，胸部内含，腹肌收缩，感觉自己像一只伸懒腰时拱起身体的猫。在正常呼吸状态下保持此姿势6秒钟。

步骤3、4的动作连续交替做3～6次。

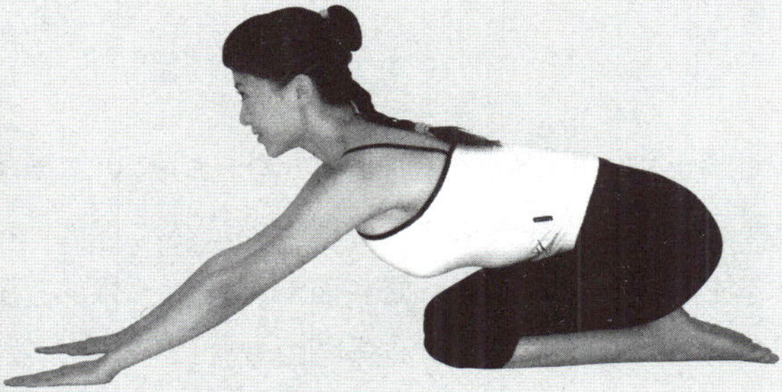

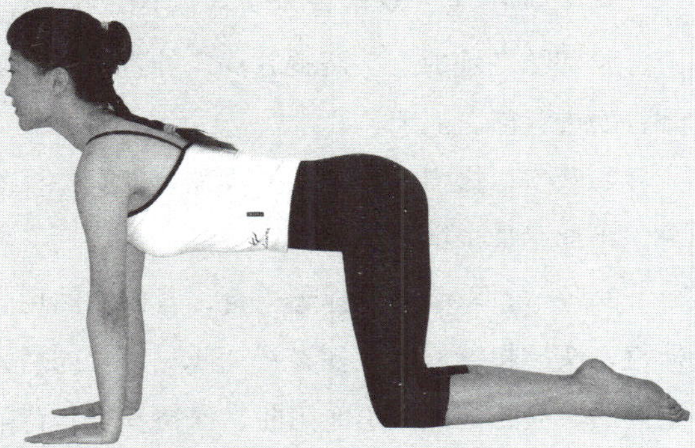

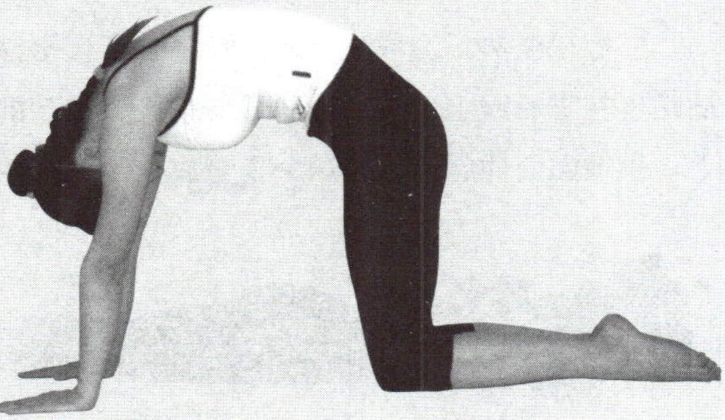

# 蛇式

## 功效

滋养肾上腺，加强肾脏的排毒功能。刺激女性激素分泌，调理月经失调等各种女性性机能失调症状。加速血液循环，使脊柱保持良好的弹性。紧实面部、颈部、背部、腿部皮肤。有助于消除便秘，强力清除肠内毒素。

## 步骤

1. 俯卧在地，双手置于身体两侧。曲肘，两掌放于肩下，脸部贴在地板上。两腿并拢、伸直，肩部下沉，感觉肩胛骨陷进背部。

2. 吸气，慢慢地抬起头，收缩背部肌肉，然后抬起上半身，手部尽量少用力。

3. 呼气，双手用力撑起上身，背部依然用力收缩。颈部伸直，头抬起，双目注视鼻头。此时，腿部用力，使双腿尽量伸展。注意，身体不能扭曲，保持脖子、背部与脊椎成一条直线，大腿不可离开地面。保持此姿势呼吸3~6次。

4. 恢复到步骤1的姿势。

5. 放松姿势：完成这套动作后，双手慢慢撑起身体，向后跪坐在脚后跟上，然后身体慢慢前倾，直到前额落在地板上，手臂向前伸展，保持这个姿势放松休息，呼吸3~6次。

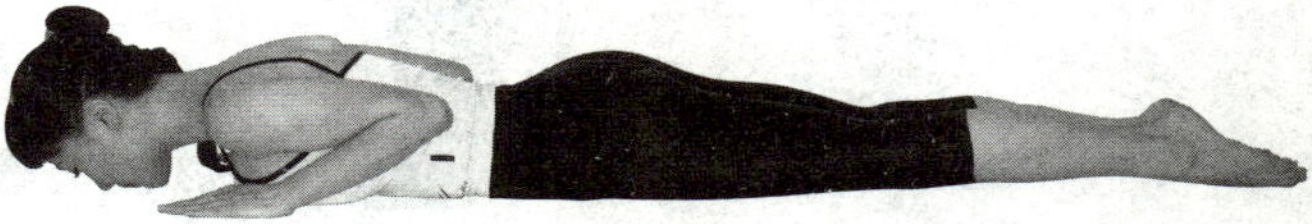

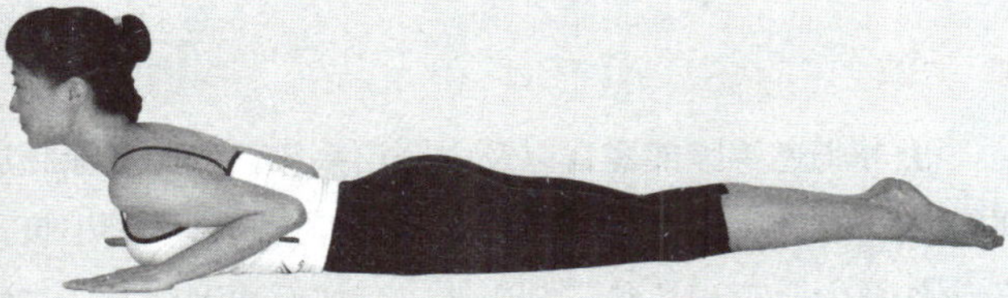
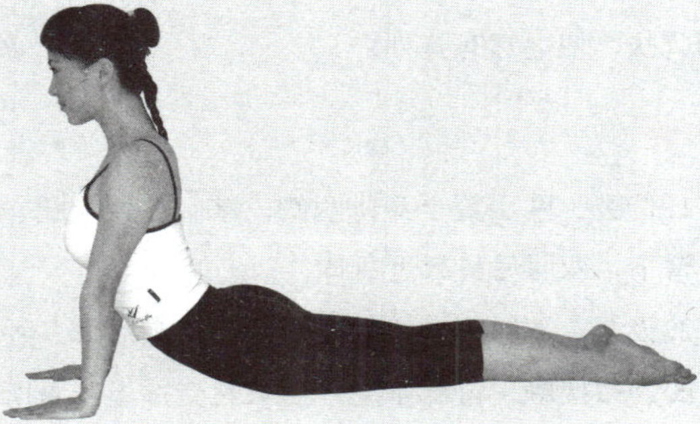
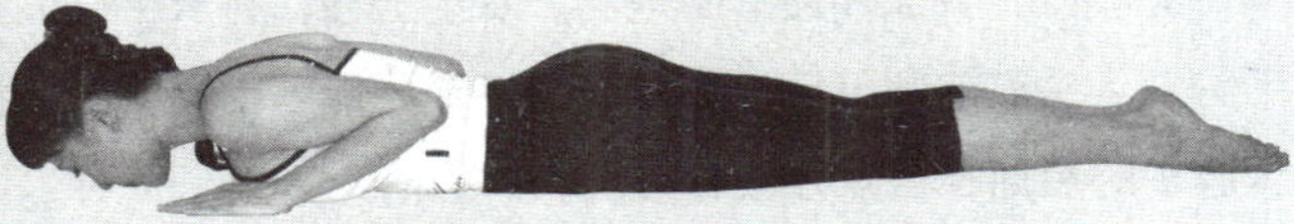
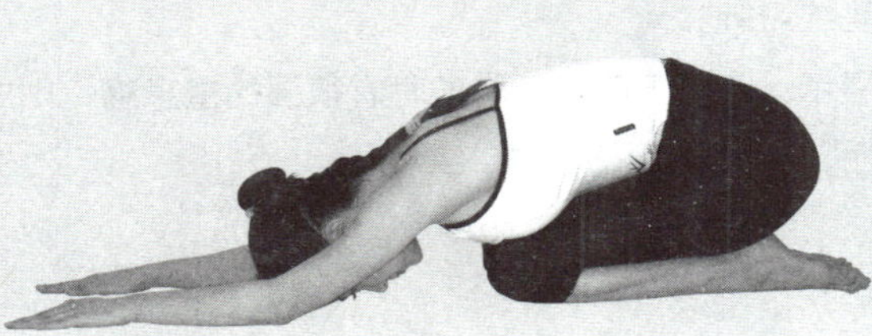

# 鱼式

## 功效

滋养肠道等腹部器官以及内分泌系统，强力清除肠道内的毒素，有助于治疗痔疮、月经不调等。同时平滑小腹，消除腹部赘肉。清醒头脑，刺激头、颈部血液循环，从而使面部肌肤红润、有光泽，使人精力充沛。紧实颈、胸、背、腹部的肌肤，使之富有弹性。

## 步骤

1. 仰卧，两手置于身体两侧，掌心贴住大腿，然后将手插于臀下，双肘尽量靠近身体。

2. 吸气，双肘用力撑起上半身，头向后仰；呼气，头顶与地面轻微接触。背部中空，用双肘支撑上半身所有重量，想象有一股力量把你的胸、腹拉向天空。保持此姿势，呼吸3～6次。

3. 吸气，背部慢慢落回地面。双手上移，将双手交叉托于脑后，头部前倾，目视脚趾，轻轻地放低下巴到胸前，拉伸脖子的后部，自然呼吸1～3次。

4. 慢慢把头部放回地面，恢复到步骤1的动作。整套动作重复练习3遍。

提示：若将下巴含于胸部时有很强的窒息感，则应停止此动作。

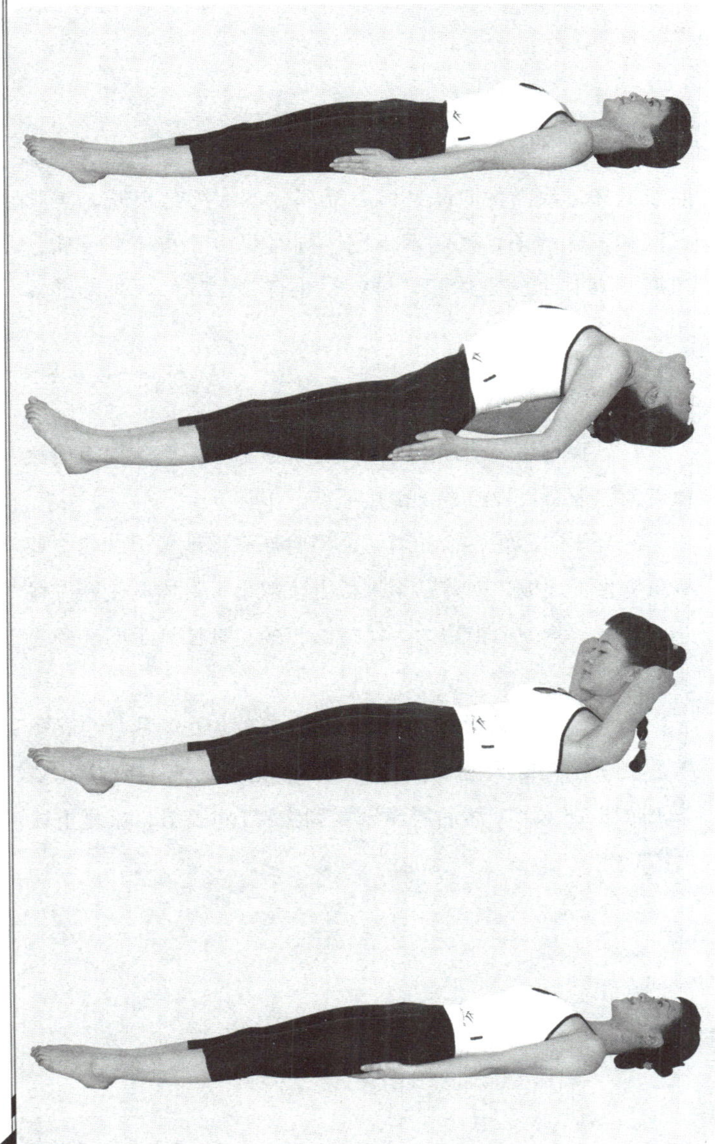

# 美人鱼式

## 功效

滋养腹部器官，强力排除腹部内的毒素，刺激头、颈部血液循环，使面部肌肤红润有光彩。紧实面部皮肤，美化下巴和颈部线条，预防双下巴。同时可治疗腰痛、背痛、肩痛，有利于脑垂体和脊神经，也有益于喉部，预防感冒和咳嗽。

## 步骤

1. 挺胸收腹坐于地上，两腿伸直，双脚并拢，双手自然置于大腿上。目视前方，自然呼吸。

2. 身体向后倾，弯曲双肘，用肘部撑于地板上，使上臂尽量垂直于地板，前臂贴于地板上，双手于身体两侧轻按臀部。此时，脖颈适当用力，保持头、颈、脊柱处于同一条直线上。

3. 头、颈、背继续后仰，以头顶住地面，尽力伸展颈部，使下巴指向天空，然后用力反弓起腰、背。保持此姿势，呼吸3～6次，然后慢慢恢复到步骤1的姿势。重复上述动作3次。

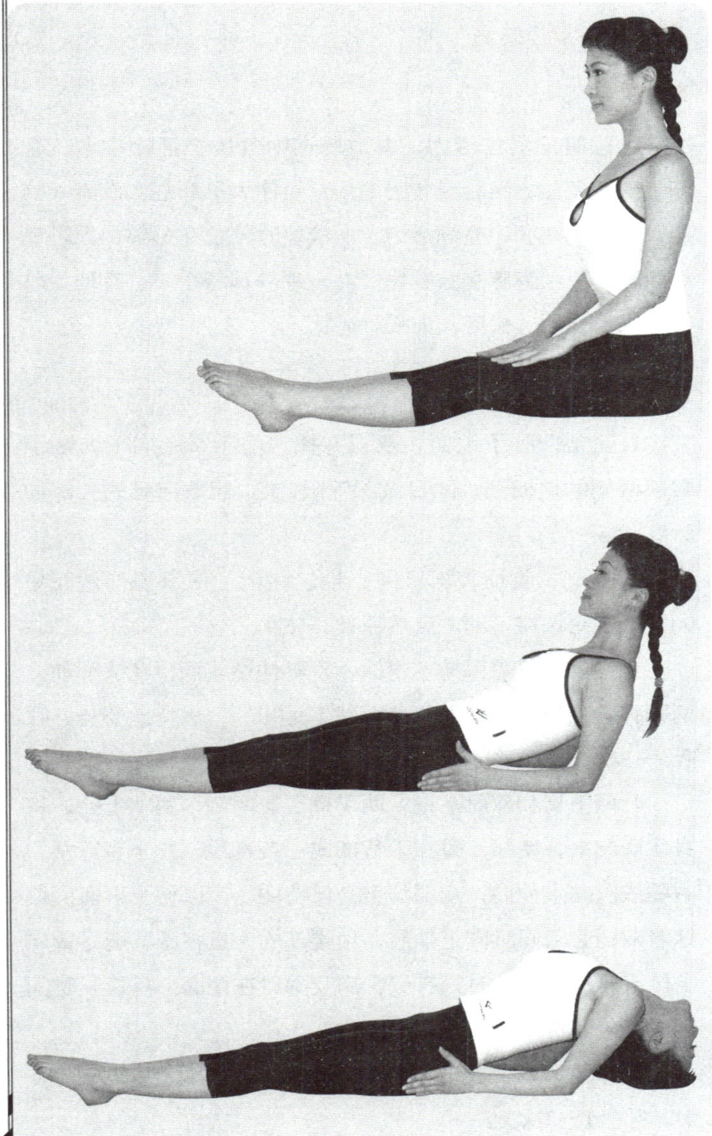

# 肩肘倒立式

## 功效

增强腹部器官活力，释放肠道中气体，清除毒素，有助于治疗便秘、结肠炎和肠溃疡。可使大量新鲜血液流入脑部，使面色红润，充满活力。血液暂时停留在颈部，同时使甲状腺、甲状旁腺和脑垂体受益。平静神经系统，有助于改善紧张、心烦、头疼、失眠等症状。

## 步骤

1. 正常仰卧于地面，双腿并拢，两手掌心向下，贴于臀部两侧的地板上，闭目做深呼吸2次，想象自己的脸部如沐春雨。

2. 吸气，收缩腹部肌肉，抬起两腿，使双腿与地面呈90°。上身保持不动，自然呼吸3～6次。

3. 呼气，膝盖保持不弯曲，双脚伸过头顶，在头部前，两脚脚尖点地，腰背部与地面基本呈90°。保持此姿势，呼吸1～3次。

4. 两上臂和双肘贴地，两手撑于腰两侧，两腿上抬，将身体竖起来，使腿、臀和下背部成一条直线。初学者可左、右腿依次向上伸展，双腿与上身保持90°，以便于平衡。熟练者双腿必须同时向上伸展，用腰部的力量将腰、腿尽量向上挺直。注意，此时只有头、肩及两肘在地面。尽量长时间地保持此姿势。

5. 呼气，弯曲腰部，恢复到步骤3的姿态，并保持此姿势，呼吸1～3次。

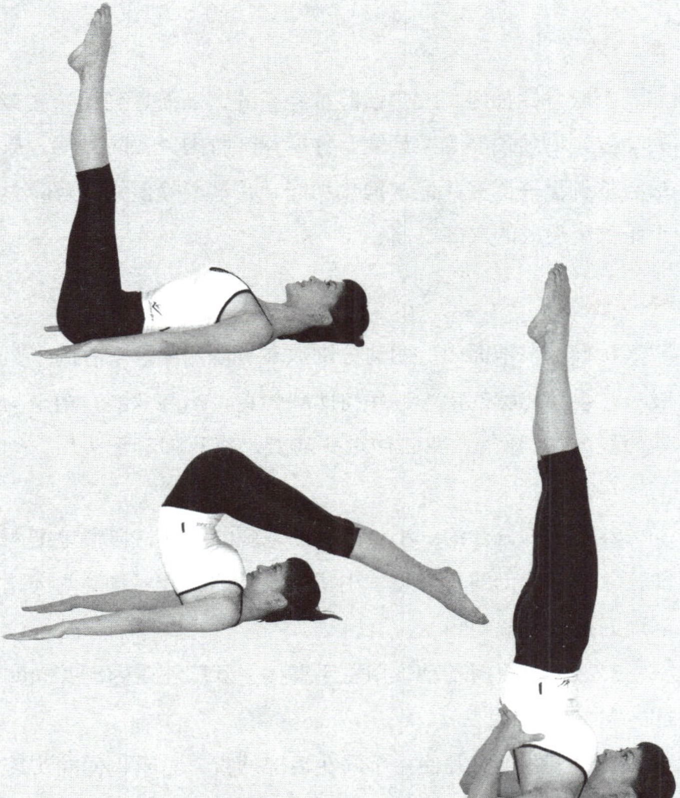

6. 吸气，从颈椎开始，顺着脊椎一节一节往下放（初学者可双手托腰向臀部移动），慢慢将背部放落于地面，两手放在身体两侧。

7. 呼气，继续将两腿放落于地面，身体放松，休息。重复此式1～3次。

# 身腿结合式

## 功效

刺激脊柱神经，安定镇静神经系统，从而达到消除疲劳的功效。增强颈部的柔韧度，伸展背部肌肉，预防耳鸣。放松心脏和腹脏器官，促进消化功能，帮助消除便秘，解除由于胀气所造成的胃部疼痛。

## 步骤

1. 仰躺在地面上，两臂分别放在身体两侧，掌心向下，吸气，手掌和腹部用力，保持两膝伸直，抬高双腿，抬至与地面呈90°，呼气，双腿伸过头前方，将双脚落于头后，均匀地呼吸。

2. 将两脚分开约一小步，弯曲双腿的膝部，慢慢地把两腿膝盖分别置于两耳旁边，小腿平放于地面，尽量使两大腿与地面垂直。

3. 右手臂保持不动，用左手臂搂住双腿膝盖内侧并向胸部方向缓慢牵拉。

4. 放下左手，并使左手向头后部伸直，右手也伸向头后部，接着用双手抓住两脚，两手稍稍用力，把两膝靠近双肩。

5. 双手重叠抱住两条大腿膝盖处，将两膝向肩部牵拉，使双腿膝盖紧紧地贴着两肩，然后缓慢而深长地呼吸，尽量保持这个姿势3～6秒钟。恢复到步骤2的姿势，换右手臂搂住双膝内侧，重复上述过程。左、右各做3～6次。

提示：年老体弱的人应该向医生咨询之后再决定是否练习这个姿势。有心脏病、高血压或颈椎、脊椎有问题者不宜练习这个动作。

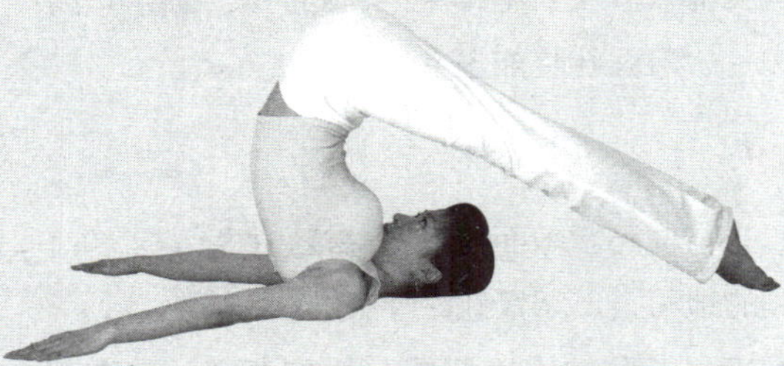

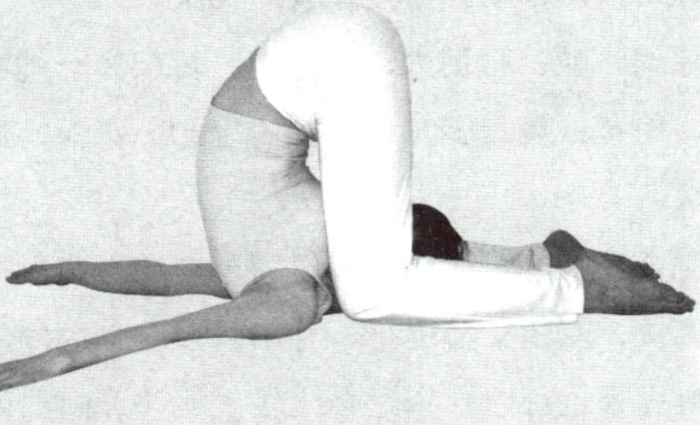

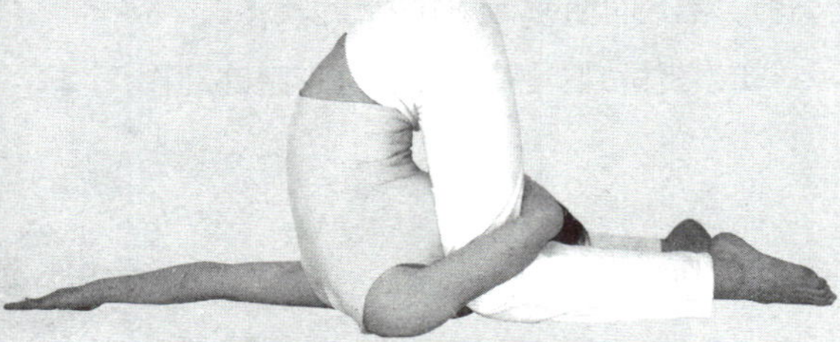

# 踩单车式

## 功效

加速血液循环，供给头部大量新鲜血液，使面部肌肤更加红润光滑，并使人精神饱满。同时美化腿部线条，消除大腿赘肉。也可强壮腹部器官。

## 步骤

1. 正常仰卧于地面，双腿并拢，两手掌心向下，贴于臀部两侧的地面上，闭目做深呼吸2次。

2. 吸气，收缩腹部肌肉，抬起两腿，使双腿与地面呈90°。上身保持不动，自然呼吸3～6次。

3. 呼气，腰、腹用力，使臀部、背部离开地面，手掌托住腰部，使背、臀、腿与地面基本呈90°。保持此姿势，呼吸1～3次。

4. 配合呼吸的节奏，双脚以踩单车的方式上下踩动。动作不能太快，双腿交替进行，并不断改变脚的伸展方式。当然，一直绷紧也可以，不过会比较累一些。向前做旋转动作12次，再向后蹬踩12次。逐步放落背、臀、腿，并回到步骤1的初始姿势。然后再重复做上述动作2次。

提示：初学者做到步骤2，即可进行蹬踩动作。

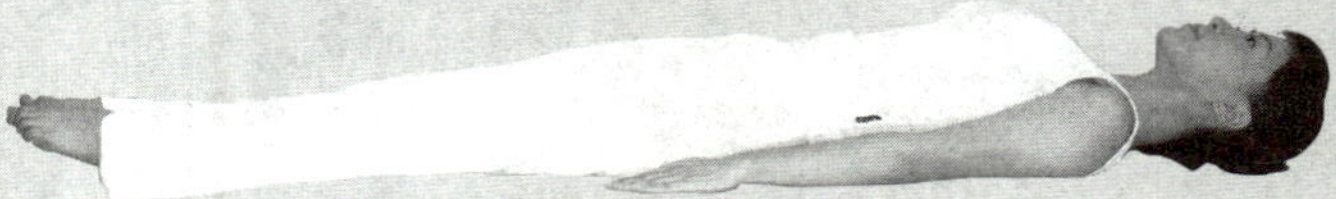

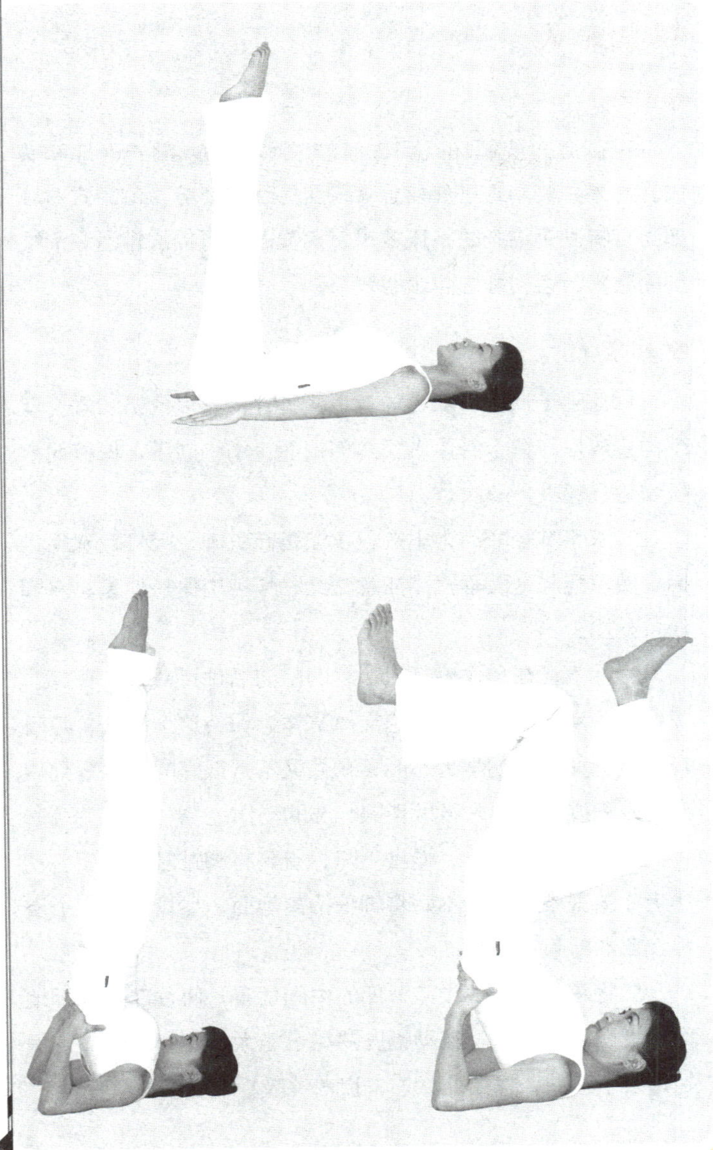

# 侧犁式

## 功效

可刺激血液循环，促进血液流入头部，滋养面部和头皮。此外，侧犁式是便秘患者极佳的练习姿势。侧犁式对腹部器官特别是结肠的挤压效果特别显著，可促进排泄，清除肠内毒素，达到排毒养颜的效果。

## 步骤

1. 仰卧于地面，双腿伸直，两脚并拢，呈放松状态。双手伸直放松，置于身体大腿两侧地面，掌心向下，保持此放松姿势，呼吸1～3次。

2. 双手掌轻轻用力下按，收缩腹部肌肉，吸气，双腿上抬，使双腿与地面垂直。注意，此时膝盖应保持伸直，双脚保持并拢。

3. 呼气，在稍作停顿后，将两腿向后伸过头顶，臀部、下背部抬离地面，由头和肩支撑身体，保持这个姿势，呼吸1～3次。如果是初学者，而柔韧性又不是很好的话，暂且做到这个程度，不要求再做步骤4、5的动作。

4. 两腿继续后伸，慢慢下降，直到将脚趾触及地面。初学者如果很难保持，不妨将脚稍抬离地面，尽量保持这个姿势，自然呼吸3～6次。

5. 将双手掌托住腰、背部的中间位置，使背部垂直于地面，把腿摆向右方，转动幅度要尽可能大，注意双腿膝盖保持伸直不弯曲，保持此状态，自然呼吸1～3次。

6. 呼气，上身保持不动，双脚慢慢摆向左方，转动幅度要尽可能大。保持此姿势，自然呼吸1～3次。

7. 将双腿转回正中位置。身体稍收回，双臂呈伸直状态滑至身体两侧，双腿伸直，然后，一节脊椎接一节脊椎地“展开”卷曲的身躯，直到臀部再次贴在地面上。

8. 在臀部接触地面之后，双腿伸直，顺势慢慢放下，恢复到步骤1的姿势。放松休息，呼吸3～6次，然后再重复上述动作2次。

提示：患心脏病、高血压、颈椎病和坐骨神经痛的人不适合练这个姿势。年老体弱者应向医生咨询之后再决定是否可以。

侧犁式属高难度动作，对身体柔韧性要求特别高，所以一定要在犁式熟练之后再做这个动作。

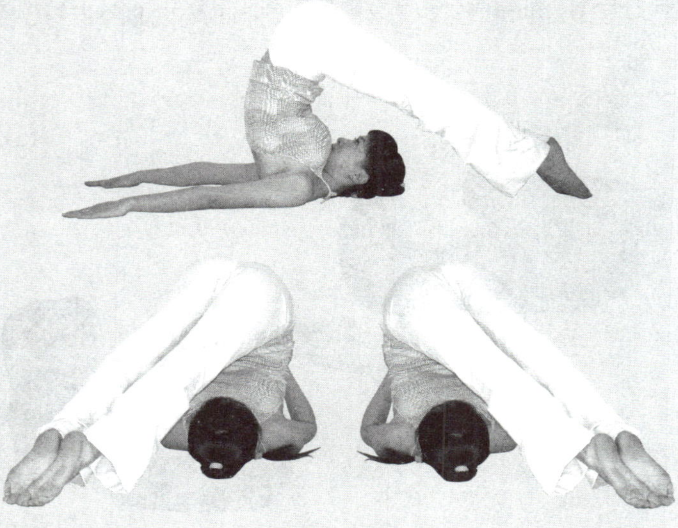

# 摇摆式

## 功效

有助于消除由神经紧张引起的疲劳。增加血液循环，放松背部肌肉，消除腹中废气，按摩和强壮髋部和臀部。

## 步骤

1. 平躺在垫上，全身放松，两腿并拢并向前伸直；两臂自然放在体侧，掌心向上。

2. 吸气，两膝盖弯曲，两小腿曲起，双手抱着小腿上部，将大腿压向胸部。

3. 呼气，抬头，尽力往上挺背。保持自然呼吸，让身体随着惯性前后摇摆6～12次。

4. 当最后一次摇摆完后，随着惯性坐于地上，两手抱膝休息片刻，就完成了一个完整的回合。重复3～6个回合。

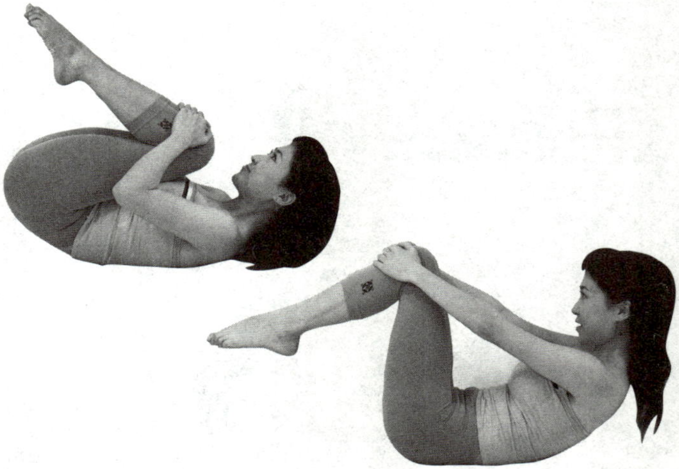

第四章

# 《黄帝内经》辨体质与十二时辰排毒

# 辨清体质，对症排毒固本培元

## 平和体质：心态平和可防毒

### 平和体质自检卡

总体特征：阴阳气血调和，不爱生病。

形体：匀称，中等身材，体态端正，体重适中且波动不大。

食欲：稳定，饮食规律。

皮肤：光泽洁净。

性格：情绪稳定，性格平和，思想不偏激。

### 平和体质祛毒要点

拥有平和体质的人很幸运。这种人免疫功能良好，通常有些小毛病也能扛过去，即使偶尔生点重病，治疗后的恢复能力也比一般人要快。可以说这种体质的人基本上就是健康人，而且这种体质之人体内几乎无毒，哪怕有一些细小的毒素，因其身体功能好，也能自行排出。养生防毒的措施：心态平和；均衡饮食；宜食补，不宜药补。

### 养心祛毒一点通

平和体质的人身体健康，但是难免会受情志之毒所伤，如喜、怒、悲、恐、惊等，所以控制情绪很重要。那么，如何养心呢？人常说“心宽心静百病消”，可见情绪是我们身体的主人。有个好心情，人的气就顺，气顺了就有利于身体强健。整天生闷气、终日思前想后、欲望不止的人早晚都会疾病缠身。所以养心一定要静心，心情无法安静、情绪激动时，听听音乐舒缓一下，或练瑜伽、冥想等。发泄也很重要，有气就撒出来，有话别闷在心里，想哭就哭出来，这都是排毒的方法。有的人很要面子，总是掩饰自己的情绪，心里受了委屈憋着，还认为自己这样做很大度，很有涵养。我们说胸怀大度是什么，是指你遇上该生气的事，心平气和，能包容，不生气。可如果你遇上点小事就生气，还不发泄出来，这种所谓的内涵迟早会把你整出病来。所以不要再想那么多，有话就找可信赖的朋友倾诉，你也可以找个没人的地方大声喊两嗓子，虽然有些做法似乎不雅，可是不伤自己的身体才是最重要的。

当然，我们每个人都有自己不同的发泄方法，不管用什么方法，让自己始终保持心气平和、乐观豁达的心态，让气血通畅、体质平衡、不生病才是最终的目的。

## 气虚体质：补气强身抗毒清毒

### 气虚体质自检卡

总体特征：元气不足，易疲劳、气短、自汗。

形体：肌肉松软不实。

常见表现：语音低弱，气短懒言，爱出汗。

皮肤：面色萎黄。

性格：性格内向，不喜冒险。

## 气虚体质祛毒要点

气虚，就是体内的正气不足，这是容易产生毒素的一种体质。这种人易疲劳，说话语声低怯，抵抗力差，消化吸收功能、脾胃功能不是很好。易患感冒、内脏下垂等病，并且病后康复缓慢。这种人养生需要把气补上来，这样就不会生毒。补气排毒的措施：平时要多运动，不要过度思虑，应多吃益气健脾的食物，如山药、大米、小米、黄豆等，少吃油炸食物。

## 补气有捷径，常灸“足三里”

自古以来，足三里穴就备受众医学家的推崇，据说早在隋唐时期的医学著作里就有关于灸足三里治病养生的记载。足三里多气多血，主后天之气，是补益气血的要穴。经常按它有强身健体之功。民间还有“常按足三里，胜吃老母鸡”的说法，所以气虚患者可以放心按压足三里来补气。轻轻松松就能补气，并且省了买老母鸡的花销，何乐而不为呢?

足三里这个穴位很好找，正坐屈膝，用一只手的掌心按准膝盖的顶部，中指下伸的顶端，向外一横指即是。

具体做法：点燃艾条，直接熏灸足三里，为防伤到皮肤，艾头可距皮肤3厘米。两侧足三里都要灸，每侧大约灸10分钟，就会感到全身轻松，不再疲惫。

对于上班时不方便艾灸的人，可以按揉足三里穴。以拇指与食、中指相对，左手拇指按于左侧足三里穴，顺、逆时针各揉按30次，然后换手，按压另一侧。力度以穴位处有酸胀、重麻等感觉为宜。此外，没事双手握拳（拳心向上）捶一下足三里，对防治肠胃病和伤风感冒有良效。

## 阳虚体质：补好阳气毒自清

### ● 阳虚体质自检卡

总体特征：阳气不足，畏寒怕冷、手足不温。

形体：肌肉松软不实。

常见表现：喜热饮食，精神不振。

皮肤：发白。

性格：内向，多沉思，喜静不喜动。

### ● 阳虚体质祛毒要点

阳虚，就是指阳气虚弱。阳气不足，阴阳失衡，百病生，百毒起，所以这种体质的人平常特别怕冷，而且一年四季都这样，特别是冬天，手脚冰凉，喜欢吃热的东西，稍微吃一点凉的食物就容易拉肚子。养生排毒重在补足阳气，不伤阳气，温化水湿，畅通气血，要多吃温热之品，如荔枝、橘子、樱桃、板栗、大枣、核桃等。

### ● 补阳妙方，首推“提肛”

阳气是濡养脏腑，维护脏腑正常功能的基础，若阳气虚，肾阳不足，脾阳就会不足。脾胃主运化，气不足，会影响消化吸收功能。给大家推荐一个简单有效的助阳方法——提肛运动。

具体做法：收缩会阴肛门、腹部、臀部、盆腔底部肌肉，边收缩边呼吸，吸气收，呼气放，反复做即可。这个动作可使全身气血通畅，调理五脏之阳气。此外，做提肛运动对治胃下垂、肾下垂、子宫下垂等下垂症状，以及前列腺疾病，如前列腺炎、前列腺肥大、尿失禁、小便不畅、遗精等也很有帮助。

运动要领：动作与呼吸配合，姿势随意，全身放松，集中精力。起床、临睡前，躺床上做50～100次，能提升元气。大小便、性生活后，提肛20次，能防大小便、射精时元气外泄。体力劳动者常做提肛，也能保护元气不外泄。

## 阴虚体质：排毒先滋阴

### 阴虚体质自检卡

总体特征：阴液亏少，口燥咽干，手足心热。

形体：偏瘦。

常见表现：口舌干、皮肤干、大便干，光吃不长肉。

皮肤：干燥。

性格：急躁、外向好动、活泼。

### 阴虚体质祛毒要点

阴虚，是指人体津液、精血等阴液亏损。人体阴气不足，阴不制阳会出现燥、热、气化太过等阴虚内热中毒表现。这种人多表现出消瘦、面色偏红、口干舌燥、喝水多而不止渴等干燥不润的中毒症状。养生排毒措施：注意镇静安神，少吃辛辣食物，多吃甘寒性凉的食物，如芝麻、绿豆、牛奶、猪皮、豆腐等。

## 阿胶，李时珍推荐的滋阴圣品

最好的滋阴之品是“阿胶”。阿胶，性平味甘，是李时珍首推的滋补阴血之良药。

阿胶虽出身名贵，但吃法却很简单。当女性作为药用时，最好遵医嘱。

若作为日常保健，可根据自己的喜好，在做饭、炒菜、喝水时加入阿胶食用。如阿胶粥：取糯米100克，洗净，泡2小时，连泡水一起煮成粥后，再放入阿胶15克，煮片刻，烊化即可食用。

想更方便的话，就去药店买阿胶粉，每天早、晚空腹时用热牛奶、热豆浆或热水冲服阿胶粉1勺，具有滋阴补肾、防阴虚肾亏的功效。

需要注意的是，阿胶属于胶质，偏重油腻，服阿胶期间，饮食宜以清淡为主，不可吃山楂、萝卜，也不可与感冒药同服。

# 痰湿体质：祛痰湿是排毒的根本

## 痰湿体质自检卡

总体特征：痰湿凝聚，形体肥胖，腹部肥满。

形体：肥胖，腹部肥满松软。

常见表现：多汗且黏、胸闷、痰多，口黏腻或甜，喜食肥甘甜腻。

皮肤：油脂多。

性格：温和、稳重、善于忍耐。

## 痰湿体质祛毒要点

痰湿体质，生痰毒、湿毒，主要是脏腑阴阳失调，气血津液运化失调所致。此种体质者多伴有脾胃功能失调、内分泌失调等。

像肥胖、“三高”、代谢综合征等，大多由痰湿毒引起，因此生活中要好好保护自己，远离生痰湿毒的环境，如远离空调，少吃多运动。少食肥肉及甜、黏、油腻的食物，酒不宜多饮。多食葱、姜、蒜、紫菜、海带、海蜇、冬瓜、萝卜等食物。

## 祛痰化湿按“承山穴”

这里的痰，并非指我们平常咳出来的“痰”，它是人体津液在体内异常积留所产生的一种病理性的产物。痰的产生与肺、脾、肾三脏关系密切。痰的根源在脾上，因为脾主运化水湿之气，脾不运化水湿，水湿便积留成痰，故脾是生痰之源。祛痰并不困难，按摩承山穴即可见效。

承山穴在足太阳膀胱经上，祛湿效果相当不错。为什么要找膀胱经上的穴位，因为膀胱是一个排泄的通道，水湿与膀胱排泄不畅有关。“承山穴”在小腿后面正中，当伸直小腿或足跟上提时腓肠肌肌腹下出现的尖角凹陷处即是。每天按压此穴1～3分钟，用力以有轻微疼痛感为佳。

此外，如果你感到自己喉咙部有痰，但怎么也咳不出，特别不舒服时，只要按承山穴3～5分钟，很快就能咳出痰。无论是肥胖者，还是痰湿症状的其他患者，每天坚持按此穴效果将十分显著。

## 湿热体质：排毒先要排湿热

### 湿热体质自检卡

总体特征：湿热内蕴，面垢油光，口苦。

形体：中等或偏瘦。

常见表现：身重困倦、大便黏滞、小便短黄，男性阴囊潮湿，女性白带多。

皮肤：油垢油光，易生痤疮。

性格：心烦急躁。

### 湿热体质祛毒要点

湿热体质，是体内环境不清洁，又湿又热，排泄不畅的体质。这里常指湿毒、热毒。中医认为脾有“运化水湿”的功能，所以脾不运化必是导致温热内生的原因。养生排湿热之毒以“干燥”为主，不仅居室要干燥，也要注意多吃健脾、清肝利胆、清热祛湿的食物，如红小豆、绿豆、芹菜、黄瓜；少吃羊肉、葱、姜、蒜等调味品。

### 巧用薏米、红小豆祛除湿热之毒

油垢油光、易生痤疮、心烦急躁、身重困倦，大便黏滞，小便短黄，男性阴囊潮湿，女性白带增多，这是典型的湿热体质。

湿热之毒聚积体内，是形成温热体质的重要原因。

在饮食上适当吃一些健脾、清热祛湿的食物，如黄瓜、苦瓜、红小豆、绿豆、鲤鱼、金针菜、莴笋、薏米、扁豆、冬瓜等；少吃羊肉、韭菜、生姜、辣椒、胡椒、花椒等甘温滋腻之品；像火锅、烹炸、烧烤等易生热的食物也要少吃。

“薏米红豆汤”，是湿热体质者首选的食疗方。

薏米，《神农本草经》将其列为上品，它可以治湿痹，利肠胃，消水肿，健脾益胃，久服轻身益气，是常用的利水渗湿食物。

此外，常食薏米还能美容，皮肤会变得有光泽、细腻，对粉刺、雀斑、老年斑、妊娠斑、蝴蝶斑，以及脱屑、痤疮、皲裂、皮肤粗糙等都有良好的疗效。本品见效较慢，宜多服久服。但脾虚无湿、大便燥结及孕妇应慎服。

红小豆，在中药里被称作“赤小豆”，它的利水、消肿、健脾胃功效也很明显，特别是消肿，可以说适宜任何水肿患者食用。此外，红小豆色红入心，是养心的佳品。但尿多者应忌食。

具体做法：薏米30克，红小豆15克。把薏米、红小豆洗净浸泡2小时以上，连水放入锅中，用猛火煮沸，改小火煮至薏米、红小豆熟烂即可。酌情加冰糖调味，早晚分服，连服7天。

此外，居室环境宜干燥，通风。保持充足的睡眠，不熬夜、不劳累。可以选择长跑、游泳、爬山、武术、各种球类运动。

## 血瘀体质：排除瘀毒是关键

### 血瘀体质自检卡

总体特征：血行不畅。

形体：肥瘦均见。

常见表现：易出现色斑。

皮肤：灰暗没有光泽，肤质粗糙，有皮屑，干燥，甚者如鱼鳞。

性格：易烦、健忘。

## 血瘀体质祛毒要点

血瘀，是全身性的血脉相对不畅，有些缓慢瘀滞，但又达不到疾病的程度，这是瘀毒。“不通则痛”，所以此体质者多出现疼痛症及肿瘤包块，以及年轻人长斑，女性痛经、闭经，男性多有瘀毒等。此体质多半是因为情绪意志长期抑郁所致，养生排毒以养肝祛瘀为主，适当吃些活血化瘀、理气的食物，如山楂、醋、玫瑰花、丝瓜、金橘、桃仁等。

## 清血瘀之毒，重在养肝

中医认为，血瘀体质的人重在养肝。因为肝藏血，主疏泄，肝气足、气血通则不瘀。《张氏医通》言：“诸黄虽多湿热，然经脉久病，不无瘀血阻滞也。”一旦肝受到邪毒侵犯，致使气机拂郁，营卫不和，瘀血内生。把肝脏疏理好就能促进血液循环，使气血通畅，瘀者得疏，滞者得行，从而起到“活血化瘀”“祛瘀生新”的作用。

“糯米甜醋炖猪脚”有益气活血通络的功效，特别适合血瘀体质的人食用。

具体做法：把猪脚洗干净，斩块，先用开水焯烫一下去血水。锅中放糯米甜醋半瓶，去皮生姜若干块、去皮熟鸡蛋若干个，放入猪脚，然后加入清水，放在火上炖3～4个小时。每天可以吃1～2小碗，喝醋吃猪脚、鸡蛋。

# 气郁体质：排毒重在调气

## 气郁体质自检卡

总体特征：气机瘀滞，神情抑郁，忧虑脆弱。

形体：瘦者居多。

常见表现：神情抑郁、烦闷不乐。

皮肤：面色苍暗或萎黄。

性格：内向不稳定、敏感多虑。

## 气郁体质祛毒要点

气郁，是情志之毒，由忧郁烦闷、心情不舒畅引起。长期气郁会导致气血循环不畅，严重危害健康，还会派生出其他毒，主要表现为脏躁及抑郁症。养生排毒应做到七情平和，不要想太多，不要太敏感，多交朋友，多去郊游，总之以开心为主。

## “调摄情志”就是最好的排毒法

中医认为“肝属木，喜条达，主疏泄”，也就是说，肝气顺畅，肝就会疏泄正常；如果肝气郁滞，那么肝就失条达，疏泄失常。气郁则湿不化，湿郁则生痰，而致痰气郁结；如果气郁时间长了，就会导致血郁，气血不畅。

肝是藏血的，气郁不畅，血就像失去帅的小卒。我们想一下群龙无首是一个什么样的局面。肝气郁结以后，肝脏内部也是一样。所以只有让肝气不郁结，然后再把血补上来，肝这个将军之官，就能大权在握，尽职尽责。就像我们现在的招聘一样，想招到忠诚、尽职尽责的好员工，你除了让他得到精神上满足外，物质上的满足也很重要。

## 养足肝血，可改善气郁体质

从中医理论来讲，气郁体质的人只要使其肝血充足，气郁体质就会有所改善。所以气郁体质的人，饮食上可以重点补一下肝血，有条件的吃一些阿胶、何首乌、当归等。此外，像橙子、橘子、柚子、洋葱、龙眼、红枣、蛋黄等都是气郁体质者的首选佳品。另外，经常喝玫瑰花茶、茉莉茶也能舒肝解郁、补血养阴。

## 按压侠白穴，补肺气、壮胆气

肝经走两肋，生气、发火以及情绪压抑，都会导致肝气郁滞，不通则痛，所以，两肋就会出现疼痛。

侠白穴（位于臂前区，腋前纹头下4寸，肱二头肌桡侧缘处）可以清降肺浊、润脾除燥。按照中医理论来说，当肺气虚时，机体对外界不良刺激的耐受性就会下降，从而产生悲观、恐惧等情绪。而肺气盛时，恐惧、悲观的心理就会减少，做起事来也就更加自信，更加镇定。侠白穴是给肺补充力量的穴位，肺气足了，你就会感到劲头足，应对外界不良刺激的能力自然也就提高了，胆子自然也就大起来了。该如何刺激侠白穴呢？方法其实比较简单，用拇指按住此穴用力下压或按揉2～3分钟，以有酸胀感为佳。只要长期坚持刺激，就可以取得显著的效果。

此外，刺激侠白穴，还可以缓解心跳过速的症状。生活中，很多人在面临考试或遇到重大事件时，会不由自主地紧张、心跳加速，而这其实也是由于肺气不足所致。此时刺激侠白穴，就可以消除紧张，稳定情绪。

## 不同体质成因表

| 体质类别 | 体质成因 |
|---|---|
| 平和体质 | 先天禀赋良好，后天调养得当 |
| 气虚体质 | 先天禀赋不足，后天失养，如父母体弱、早产、人工喂养不当、偏食、厌食，或病后气亏、年老气弱 |
| 阳虚体质 | 先天禀赋不足，后天失养，孕育时父母体弱、早产、气虚过甚损及阳气等 |
| 阴虚体质 | 先天禀赋不足，后天失养。孕育时父母体弱，或年长受孕、早产，或纵欲耗精，积劳阴亏，或曾患出血性疾病等 |
| 痰湿体质 | 先天遗传，或后天饮食失衡、过食肥甘、起居失常、缺乏运动等 |
| 湿热体质 | 先天不足、久居湿地、喜食肥甘、长期饮酒、湿热内蕴 |
| 气郁体质 | 先天遗传，或精神刺激、暴受惊恐、所欲不遂、忧郁思虑等 |
| 血瘀体质 | 先天禀赋不足，或后天外伤、忧郁气滞、久病入络 |

# 十二时辰经络排毒，顺时而养体自清

《黄帝内经》主张人的生活习惯应该符合自然规律，将十二地支作为每日节律，用来说明人体一昼夜中阴阳消长、盛衰的情况，即每日的十二个时辰，对应人体十二条经脉，每个时辰都有一条经脉，一个脏腑与之一一对应，它们的任务就是排脏毒。应按照十二经脉的当令时辰，对其进行相应的调养安抚，在正确的时间做正确的事，其排毒养元功效事半功倍。

## 子时（23：00～01：00）：胆经排毒

子时（23：00～01：00）气血流注胆经，阳气始发，胆的主要任务是排泄胆汁，为胆解毒。胆汁是一种消化液，能加速脂肪的代谢，在胆经当令时胆汁正常分泌，脾胃才好。相反胆出问题，易患失眠、结石病；脾胃受伤，易出现极瘦、极胖两种情况。

中医认为，胆为中正之官，主决断。胆有多清，脑就有多清，在子时前入睡，晨起后头脑清醒，面色红润。所以经常熬夜加班的人，伤了胆气，第二天早上起来浑身无力，没有食欲，打不起精神来。

《黄帝内经》说：“凡十一脏，取决于胆也。”也就是说，其他十一脏功能的发挥，都取决于胆的少阳之气。如果子时不入睡，经常熬夜，就会造成胆气虚弱，胆气一虚，全身脏腑功能下降，代谢力、免疫力纷纷下降，人体机能大

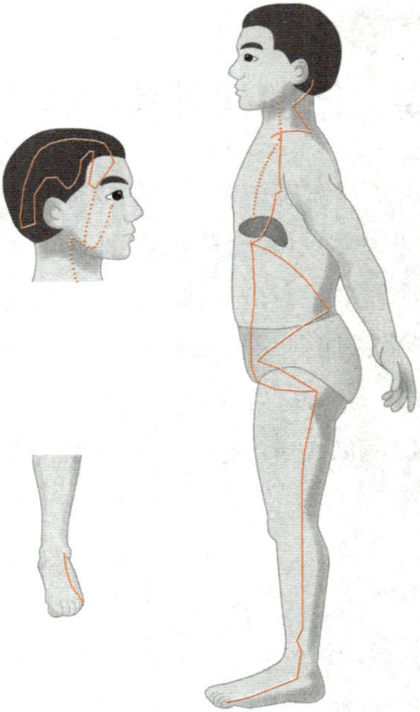
足少阳胆经

大降低，各种病就慢慢出来了。子时一定要进入深度睡眠，也就是说，睡眠质量好的，上床半小时就可入睡，你就保证22：30上床，到了23：00基本睡熟了。睡眠质量差的人，就更要早点儿睡。对于必须熬夜工作的人，可以选择在子时睡上一会儿，因为这段时间的睡眠效果大大超过其他时间。子时入睡，就是为了养阳气，延续生命。

睡觉之前适当敲打两条大腿外侧的胆经，能改善睡眠质量，强化胆经排毒效果。

## 丑时（01：00～03：00）：肝经排毒

丑时（01：00～03：00）肝经最旺，肝藏血，具有解毒的功能。人的思维和行动要靠肝血的支持，把废旧的血液淘汰，再生新鲜血液，这种代谢都在肝经最旺的丑时完成，所以我们此时必须休息，以保障肝脏的正常功能。

中医理论认为："人卧则血归于肝。"如果丑时前未入睡，肝功能就会越来越差，面色会呈青灰色，情志倦怠而躁；长时间在肝造血、解毒之时忙碌，不给它喘息的机会，就容易引发肝病。故与肝脏相关的疾病也多在此时发病。

我们可能会有这样的体会，白天讲一天的话都不会觉得口干舌燥，但只要一到夜里01：00～03：00，嘴里就会干得像火烧一样。这是因为丑时肝经当令，肝最活跃，所以肝火也最旺。若肝火过旺、只升不降，会影响到心肺，心开窍于口，肺开窍于鼻。所以，丑时发生口干舌燥，鼻咽干燥，这都是肝火过旺的表现。

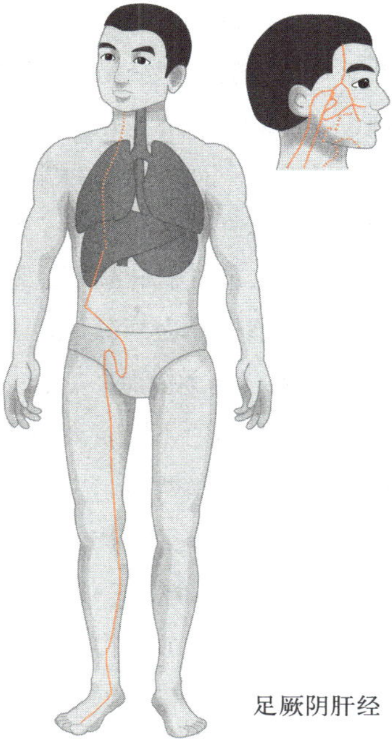
足厥阴肝经

为缓解口干、鼻干，最好的方法是把肝火降下来。肝是在丑时值班，如果晚餐吃得太油腻，就会加重肝的负担，导致肝火过旺。所以晚餐一定要以清淡为主，不要吃得太油腻，否则夜里自然会口干。晚餐应吃点易消化的，这样才不会加重肝的负担。

## 寅时（03：00～05：00）：肺经排毒

寅时（03：00～05：00）肺经最旺，肺经“主一身之气”，此时肺开始重新分配气血，像心需要多少，肾需要多少，肺都会在寅时分配好。肺分配气血也要在熟睡中进行，所以这时睡得越沉越好。

除分配气血外，肺的排毒功能也在寅时进行，像平常肺有问题的人在这个时候咳嗽会较厉害，肺的毒要做心肺运动才能排出。若在此时醒来，就说明你的肺气不足或气血亏虚了。中医有“津血同源”之说，因此，不要忙着起床，可在床上练练“赤龙搅海”，就是用舌头在口腔里做360°转圈动作，然后将舌下津液徐徐咽下，以达到化生气血的功效，又可益肺，一举两得。

咳嗽的人有两个特点：一是凌晨咳得比较厉害；一是寅时凌晨03：00～05：00咳得厉害。这是因为肝和肺都在夜里代谢，肝是01：00～03：00，肺是03：00～05：00，夜里通常来说比白天气温低，身体更易受寒毒侵袭，肝、肺受凉后容易出现咳嗽症状。

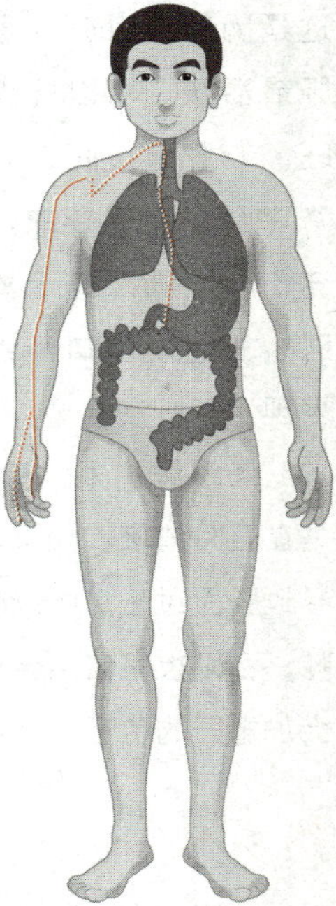
手太阴肺经

如果是久咳不愈，说明身体出了问题。以下这款润肺四物汤有很好的食疗效果。

四物：银耳、雪梨、莲子、红枣。具体做法：银耳5克（泡发），去蒂撕成片状；红枣10颗洗净；雪梨1个去皮洗净后切成小块；再取莲子50克，冰糖适量。以上四物一同放入锅中，加适量水，大火煮沸，然后改为小火煮至熟透，加入少许冰糖，忌过甜，待其溶化后即可食用。银耳、雪梨、莲子一直都是中医推崇的润肺佳品；大枣不仅可养胃和脾，还能益气生津、润心肺、补五脏。所以夜里咳嗽者，只要在每天睡前喝此汤便可润肺止咳。

另外，“忧伤肺”，一定要调控内心的情绪，保持内心宁静、乐观地对待生活。特别是晚上，若为某事而过忧，夜里咳嗽也会加重。由此可见，通过调控情绪来养肺是任何补品都替代不了的。

一到寅时（03：00～05：00点）就醒来，睡不着觉，这是肺气不足或气血虚所致；有时晚上情绪过于激动，体内气血失衡也会睡不着。

对于寅时醒来无法入睡的人来说，有个好方法：买些枸杞子，取其中一粒捣烂，贴在左侧太渊穴上，外面用医用胶布固定。晚上贴，早晨取下。

太渊穴是肺经的原穴，它是肺经元气聚集最多的地方，体内所有肺气都是从此穴传到全身的。枸杞子具有养肝、滋肾、润肺的功效，治疗肝肾亏虚有奇效。太渊穴上贴枸杞子是简单而有效的补肺气方法。

## 卯时（05：00～07：00）：大肠排毒

卯时（05：00～07：00）大肠经最旺，《黄帝内经》认为，大肠是个“传导之官”，用现在的话来说就是一个“运输大队长”，主要负责把糟粕排出体外。

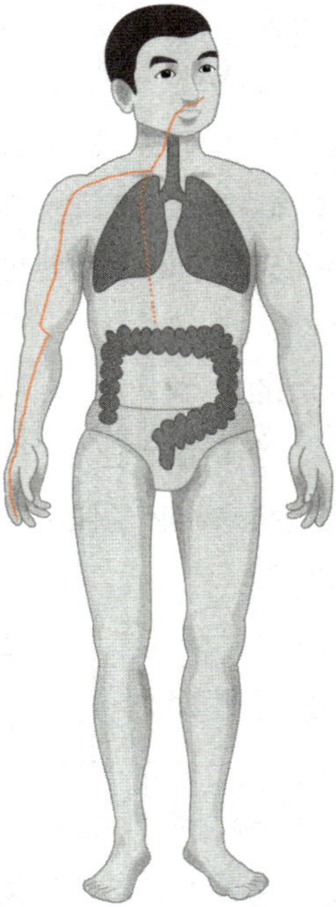
手阳明大肠经

我们所吃食物，先进入小肠消化升清降浊，将水谷精微经脾运化后传到身体的各脏腑；剩下的垃圾毒素会进入大肠，大肠吸收水分后经肛门排出。

我们可不能轻视大肠这个“输送大队长”。如果照顾不好它，毒素就无法排出体外，久而久之，身体就会出状况。大肠与肺相表里，肺主皮毛，大肠出问题肺一定受牵连。随之而来的就是长痘痘，面色不好。所以我们一定要爱护好大肠。

起床比较早的人，要抓住这个时间段来清理大肠内的残渣。有便秘的人，喝一杯水就可以帮助你减轻便秘症状。只要抓住大肠精气旺盛之时，补上一杯水，大肠一鼓动，大便就通了，就能帮助身体解毒。坚持一段时间，不光肠胃能得到净化，而且肤色也会红润光滑。

有的人肾阳不足、命门火衰、阴寒内盛，会出现“五更泻”的情况，“五更”介于寅卯两个时辰之间，就是早晨四五点钟，此时鸡鸣，所以也叫“鸡鸣泻”。中医认为，五更泻是肾阳虚引起的脾不运化。脾在运化时需要一种气来推动它，而这种气是来自两肾之间的命门之火，命门之火不足，即肾阳不足，脾就失去了运化之力，不能帮助脾胃腐熟水谷，消化吸收。这样运化失常，从而出现腹泻。

最好的治疗方法是补脾肾阳气。实践证明，吃炒核桃仁就很有效。明代李时珍的《本草纲目》中有载，核桃仁有补肾阳、益命门之火的功效。五更泻患者只要坚持每次吃3～5个核桃，一天吃2～3次，半月后，晨间腹鸣、腹痛及泄泻会逐渐好转。特别是体质虚弱及营养不良的人更应选择核桃。

也可以每天按足三里穴5分钟。这个穴位在外膝眼下四横指、胫骨边缘外1寸处。每天用拇指用力按揉5分钟，再配合吃核桃，坚持两个月五更泻就能见好。

## 辰时（07：00～09：00）：胃经排毒

辰时（07：00～09：00）胃经最旺，此时胃最容易接纳食物，所以7点钟应该吃早饭了。人常说“皇帝的早餐，大臣的午餐，叫花子的晚餐”，所以早餐很重要。不能用咸菜泡饭代替，必须加上一点动物蛋白的东西，如肉、鸡蛋，同时还应加上一些新鲜水果。

有的女性怕发胖不吃早餐。吃早餐不会发胖，因为这是天地阳气最旺的时候，所吃下的东西特别容易消化。脾胃会将此时吃进去的东西完全消化，然后将毒排出去，所以这时吃东西不会堆积，早饭就像“春雨”一样宝贵。

男人不吃早餐伤肝胆，女人不吃早餐伤子宫。经过调查发现，一些患子宫肌瘤的女性，大多都有不吃早餐的习惯。可以说无论男女老少只要不吃早餐，脑细胞就会受伤，就会出现思维混乱、记忆力下降、神经衰弱等症状。辰时也会有人出现胃痛、膝盖痛、脚面痛，这都属于胃经

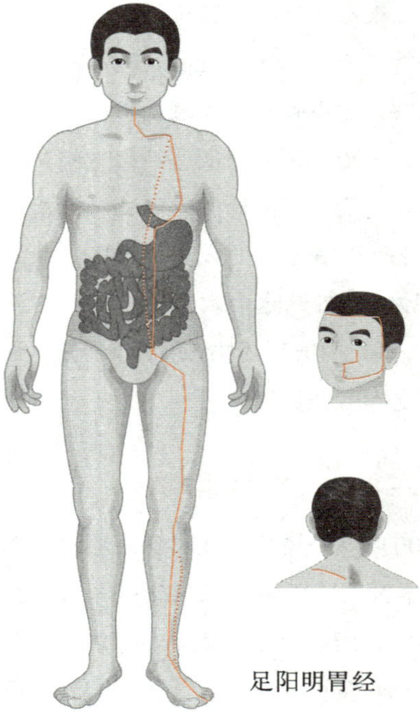
足阳明胃经

病，因为这些地方都是胃经循行路线。

早餐首先要保证吃热的。“内伤脾胃，百病由生”。早上体内的肌肉、神经及血管都还呈现收缩的状态，如果吃冷食，会使体内各个系统发生挛缩，造成血流不顺，久而久之就会伤胃气，表现为大便稀、皮肤差，或是喉咙有痰不清爽。易患感冒、小病不断的人免疫力下降，大多是因为伤了胃气所导致的。

其次，最好的早餐应做到营养合理搭配。对于我们中国人来说，早餐喝粥最好，小米粥有养胃的功能。不喜欢喝纯米粥，可以加些红枣、莲子等。最好是自己拌点青菜配着吃，再吃一个鸡蛋或一份瘦肉，这样营养就全面了。

## 巳时（09：00～11：00）：脾经排毒

巳时（09：00～11：00）脾经最旺，脾的生理功能是主运化，早上吃的饭在这个时候开始消化。脾主要是把胃中腐熟食物产生的气血，输送到肌肉腠理当中去。在我们体内

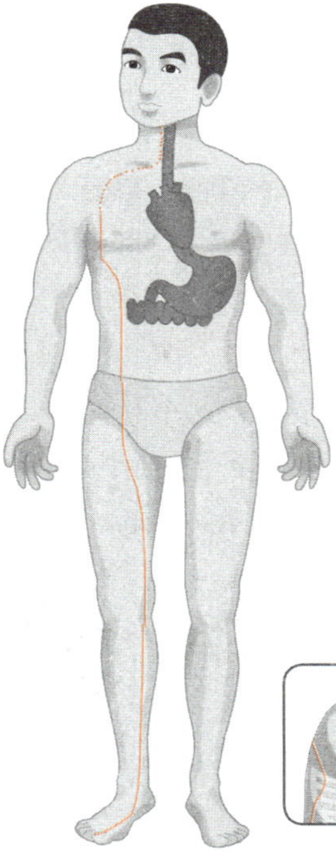


的脏腑之中，脾就像个不辞辛苦的“大管家”，如果脾生病了，诸多脏腑没了管事的，就会乱了方寸，就会得所谓的富贵病，比如说糖尿病。如果人体出现消瘦、流口水、湿肿等问题，都属于脾病。

脾是后天之本，气血生化之源，只要把它养护好了，那身体出现点小病小灾的，基本上可无药自愈。

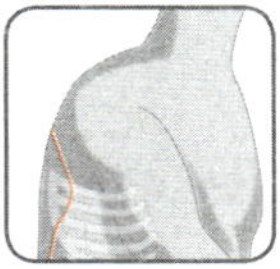

思虑过度，就会造成脾气郁结，脾失健运，出现情志等问题，主要表现为食欲不振、憔悴、气短、神疲乏力、郁闷不舒等。

从中医观点来说，由于脾运化不好，容易引起气结，导致腹部胀满，从而出现气血不足、四肢乏力的症状，形成气郁，并进一步发展为血瘀、痰瘀，还会引起女性月经提前、延后，甚至闭经。所以建议大家，倘若遇到“百思不得其解”的事情，最好不要去钻牛角尖，否则最终可能导致“气结”。

如果你因过于思虑某事而失眠了，你可以按揉三阴交，它是脾、肾、肝三经的交会穴，它的调血功效非同寻常。每天早晚各按一次三阴交，每次按15分钟，经常按不仅可以解郁、调神、健脑，还是健脾养心的好方法。

同时，思虑过多的人还要自己从心理上来调节，正所谓"解铃还须系铃人"，要经常把不愉快的事情，向身边人倾诉，一吐为快，保持情绪适度，不要在心里结疙瘩。

## 午时（11：00～13：00）：心经排毒

午时（11：00～13：00）心经最旺，这个时候有两件非常重要的事，一是吃午饭，二是睡午觉。午时阳气最旺。阴主静，阳主动，所以午时小睡半小时，养养我们的心经。这样下午工作起来就会效率高，精力十足。同样，不吃午餐，身体就没有足够的能量来维持下午的工作，所以我们一定要做好这两件事。如果午时不做好这两件事，就会损害心经，久而久之，就会导致身体机能降低或亢进，引发心脏病变、甲亢、精神疾病等。

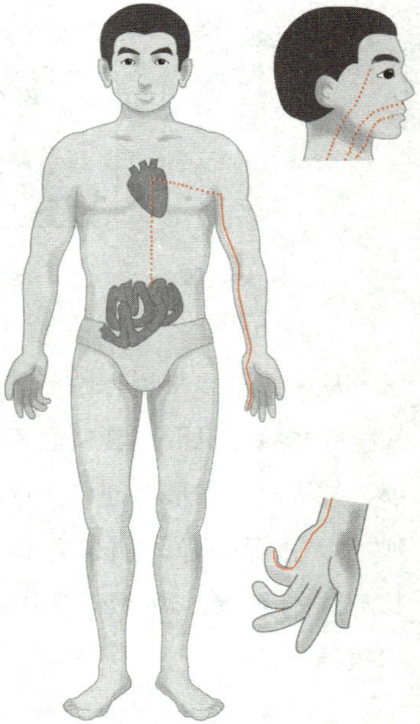

手少阴心经

午餐要在午时吃，最佳时间是11：00～12：30，待13：00～15：00小肠经当令时，吃进去的东西就最大限度地被消化了，小肠也不会徒劳无功。我们人体所需的养分，在未时也都能补上去了。因此一定要在午时将食物吃下。

午餐一定要注重质量，营养价值要高，食物要精、要丰富。要注意荤素搭配，素菜应该在量上是荤菜的数倍。简单地说，三份素菜一份肉最合适。肉食可选热量稍微高一点的，如牛肉、鸡肉、猪肉等。避免午餐吃得过饱，只吃八分饱即可，否则整个下午都会觉得没有精神。

午时11：00～13：00阳气最旺，心经当令，这时要养心，最好小睡片刻，通常来说，睡半小时就够了。

## 未时（13：00～15：00）：小肠排毒

未时（13：00～15：00）小肠经最旺，小肠主吸收，它将午餐后被脾胃腐熟后的食物精华吸收并分配给各个脏器，然后排出毒素。小肠与心互为表里，小肠络心，小肠属腑，心络小肠，心属脏。心之阳气下降于小肠，帮助小肠区分食物中的精华和糟粕。简单地说它们就像是一对夫妻，在生理上互相联系，病理上互相转变。如果心火过盛，滋生热毒，就会移热于小肠，出现小便短赤、灼痛、尿血等热毒症状；反之，小肠有热毒，也可引起心火亢盛，出现心中烦热、面红、口舌生疮等热毒症状。

可以说，小肠经是人体健康的一面镜子。它能清楚地提醒我们心脏所出现的疾患，并给我们最好的治疗方法。针对心脏方面的病症，小肠经是最好的“按摩师”。养老穴、阳谷穴是小肠经的要穴，是人体经脉之气的聚积地，伺候老年人那是没话说。经常按摩这两个穴位，能促进新陈代谢，调节脏腑功能，增强机体抵抗力。特别适用于老年人常见的疾病，如肩臂酸痛、视力减退、腰腿疼痛等，均可通过按摩这两个穴位达到治疗的效果。

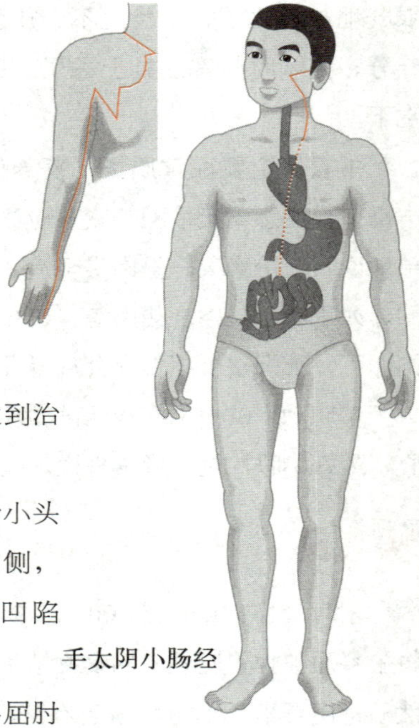

手太阴小肠经

阳谷穴在腕关节尺骨小头前下缘。养老穴在前臂内侧，尺侧茎状突起直上中央凹陷中，手腕后1寸。

具体按摩方法：两手屈肘在胸前，用一只手的四指放在另一只手的养老穴处，用指端做推擦活动，连做1分钟。接着两手屈肘于胸前，一只手前臂竖起，半握拳，另一只手的四指托在前臂内侧，拇指指端放在阳谷穴处，用指端按掐，一掐一松，连做14次；最后两手屈肘在胸前，一只手前臂竖起，半握拳，用另一只手的拇指指腹按揉阳谷穴处，连做1分钟。

## 申时（15：00～17：00）：膀胱排毒

申时（15：00～17：00），膀胱经最旺，膀胱与肾互为表里，膀胱经与膀胱络属，与肾脏有联系。所以如果膀胱有

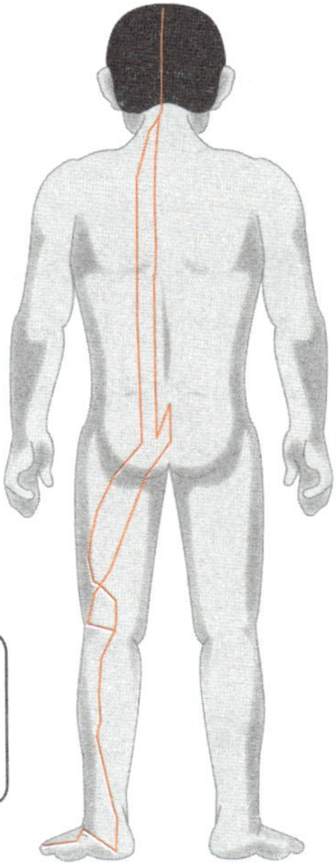

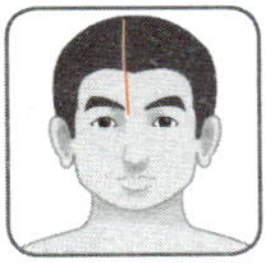

足太阴膀胱经

问题，肾就不好；而肾不好，膀胱也受影响。

申时，膀胱经最活跃，所以这时养膀胱很重要，对于肾脏和膀胱不好的人，此时应多喝水，能有效“洗刷膀胱”，防止管道“生锈、拥堵”，可把污水尽快排出去。只有喝了足够的水，在满足身体所需后，多余的水才会进入膀胱，带走膀胱中的毒，一起排出体外，减少体内毒素的堆积。如果说污水排不出去的话，长期积留在膀胱里，会引发膀胱发炎、排尿不畅、尿结石等膀胱疾病。需要注意的是，千万不能憋尿。长期憋尿不仅会影响膀胱功能，造成泌尿系统感染、女性痛经，严重者还会引发不孕症。

喝水也是有讲究的，如果喝得少，那就会加重尿液的“污染浓度”，排出来的尿就会又黄又臭，久而久之，膀胱中细菌丛生，容易导致膀胱发炎、排尿不顺畅、尿结石。申时喝水可在800～1000毫升之间。此外，很多人喜欢用各种饮料来代替水，其实，白开水才是最好的选择。

申与十二生肖的猴对应，猴子天性敏捷、思维活跃、聪明，所以人在下午15：00～17：00也应该是猴子的状态，是工作效率最高的时候。如果有人到下午15：00～17：00就精神萎靡、犯困，那要注意：这就是提醒你必须给膀胱经排排毒了。

最简单的方法是敲打膀胱经，可以按着膀胱经的循经路线，用手敲10次左右，精神就提上来了，特别是在下午三四点钟膀胱经最活跃的时候，敲敲它，它就会兴奋，很快就能提升阳气、振奋精神了。

## 酉时（17：00～19：00）：肾经排毒

酉时（17：00～19：00）肾经最旺，肾是负责把毒素排出体外的器官。如果肾功能不足，身体的毒素就无法清除。补足肾经相当重要，但酉时喝一杯水也很重要，这一杯水可以帮我们把毒排掉，还可以清洗你的肾和膀胱，使它们保持健康。病毒性肝炎的患者多由肝肾阴虚引起。

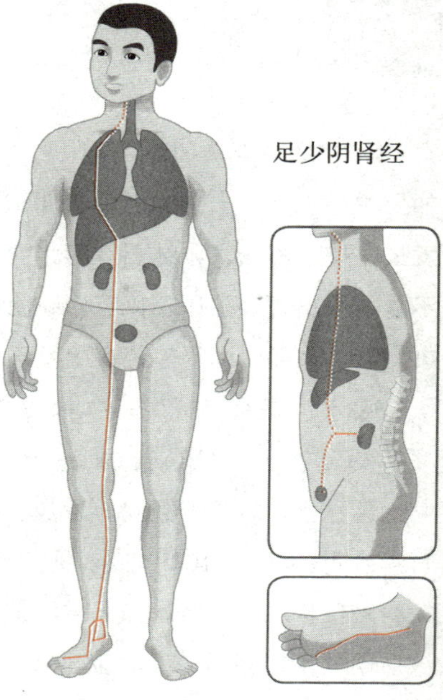
足少阴肾经

肾不好的人，要多喝水，更别忘了下午酉时（17：00～19：00）的那杯水。这可是关系到健康的“一杯水”。下班前要不喝这杯水，肾毒会越积越多，以后有可能排尿就困难了，像尿潴留、肾脏和尿道的炎症、结石，甚至癌症，都是由肾毒引起，患者大多数不爱喝水。

如果想去健身房健身的话，酉时也是不错的时段，能帮助肾脏排泄毒物。如果想吃点什么以补肾经，像芝麻、香蕉、花生、海带、金针菇、韭菜、黄豆、木耳、螃蟹、乌贼、牛肉、羊肉、鸭肉、鸡肉、羊乳、红薯等都是不错的选择。

## 戌时（19：00～21：00）：心包经排毒

戌时（19：00～21：00）心包经最旺，心包是心脏外面的那层薄膜，就像心脏的围墙一样，当有外邪侵犯心脏时，心包能替心受邪，起到保护的作用。可以说在外邪入侵时心包是第一个替心承受侵袭的，所以我们更应重视心包经的养护。

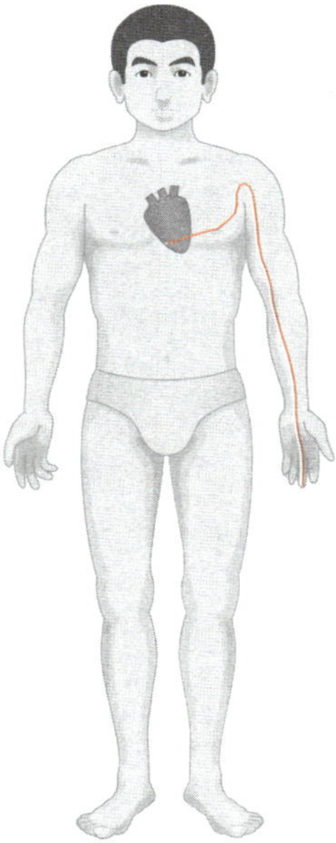
手厥阴心包经

戌时心包经值班，心包最为活跃，也是一天当中的第三个黄金时段，可以去散步和锻炼身体，但不宜从事剧烈的运动，否则容易失眠。散步回来再喝一杯水，以保持血管的排毒功能。

戌时散步的同时做做“握拳振臂”的动作。它能缓解紧张情绪，使心情恢复平静。当我们握拳时，中指尖上的中冲穴正好按在劳宫穴上。中冲是心包经的末端穴，劳宫是养气血的大补穴。中医认为，这样能有力地刺激心包经上的其他穴位，激发心包经的能量，使人心情大好。

戌时血液循环旺盛，血压会升高，所以高血压患者此时应在家中休息，准备入睡或进入浅睡眠状态。

## 亥时（21：00～23：00）：三焦经排毒

亥时（21：00～23：00）三焦经最旺，是免疫系统的集中排毒时间。此时与十二生肖中的猪对应，猪在亥时早已酣睡，所以人在亥时也要休息，或行夫妻房事。如此时不想睡，应保持宁静或听音乐，忌焦虑，否则对健康不利。最晚到22：30就要睡了，这样才能提高身体免疫功能，为免疫系统争取更多排毒时间。

三焦中，上焦指心、肺，中焦指脾、胃，下焦指肾脏。所以敲三焦，可使各脏腑气血运行顺畅，是最有效的美容护肤法。

敲的时候，要将两臂的三焦经都敲到，每侧大约10分钟。力度以有酸痛感为宜。

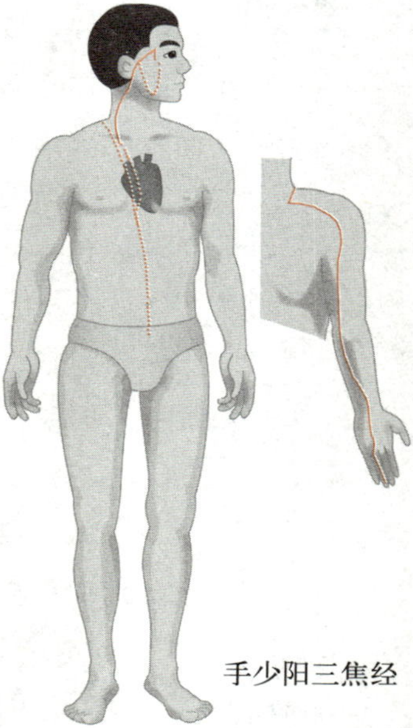
手少阳三焦经

# 第五章

# 常见中医排毒疗法

# 刮痧，刮出毒素净血养血

## 什么是刮痧疗法

刮痧疗法就是利用边缘润滑的物体（刮痧用具）、手指或针具，以中医基础理论为指导，在人体体表一定的特殊刺激部位或在某些特定的穴位上施以反复的刮拭、提捏、揪挤、挑刺等手法，使皮肤出现片状或点片状瘀血或出血的刺激反应（即痧痕），以达到疏通经络、调节脏腑、恢复生理功能、扶正祛邪、排除毒素、退热解惊、开窍醒神、驱除疾病的目的。

## 刮痧的排毒功效

中医学认为，刮痧的排毒功效体现在以下几个方面。

调节阴阳、调理脏腑：中医学认为，人体在正常情况下阴阳相对平衡，脏腑功能协调，人体一旦受到六淫外邪、内伤七情以及跌扑损伤等致病因素的影响，便会失去平衡，疾病随之产生，就会导致“阴胜则阳病，阳胜则阴病”的病理变化，而产生“阳胜则热，阴胜则寒”等临床症候。刮痧可通过选穴配伍和补泻手法来调节人体阴阳的平衡和脏腑的盛衰，使机体重新达到“阴平阳秘”的状态，恢复其正常的生理功能，从而达到治愈疾病的目的。

活血化瘀、消肿止痛：人体肌肉、韧带、骨骼等一旦受伤，局部会产生瘀血，使经络阻滞，气血不畅，若瘀血不消则疼痛不止。通过刮拭局部或相应的腧穴部位，可消除瘀血，使经络得以通畅，气血得以运行，达到“通则不痛”的目的。刮痧对肢体疼痛、头痛、痛经都有良好的治疗效果。

祛邪解表：刮痧疗法对风寒暑湿之邪入侵引起寒热的患者疗效较好。刮痧直接作用于皮肤表面，通过刮拭相应的腧穴刺激皮肤，可促进皮肤气血的运行，达到开腠理、祛邪解表之功效，从而有效地防治感冒、发热等病症。

健脾和胃、理气消积：脾胃是人体后天之本，胃主受纳，脾主运化。刮痧疗法有健脾和胃、理气消积的作用，对因饮食不节、过食生冷导致的脾胃不和，气机不畅引起的腹胀、腹痛、腹泻等病症效果良好。

增强正气、抵御外邪：当人体正气虚弱时，外邪易乘虚而入使人体发病。刮痧可通过选穴配伍，补虚泻实的操作手法，使机体脏腑调和，气血旺盛，正气内守，邪气不易伤害，有强身健体之功效。

现代医学认为刮痧之所以能排毒祛病，是由于刮痧可使皮下血管扩张及黏膜的渗透性增强，淋巴系统循环加速，细胞的吞噬作用加强，加速了新陈代谢，使体内废物、毒素加速排除，使末端的组织细胞和神经获得营养，从而促进了疾病的痊愈。

## 刮痧排毒的常用方法

### 抓痧法

方法：持操作工具，蘸取适量刮痧润滑剂，在已经确定的体表部位，轻轻向下刮拭或从内向外反复刮动，使用腕力，力度逐渐加重，力量要均匀，沿同一方向，不可强求出痧。

功效：宣通气血、发汗解表、通经活络、调理脾胃。

## 揪痧法

方法：将手指以清水湿润，五指弯曲，用食指与中指的第2指节对准所选部位，将皮肤夹起，然后松开，一夹一松，反复进行；或用拇指和食指将皮肤扯起，反复捏起。手法先轻后重，手指皮肤保持湿润，每点夹撮6～8次，或以皮肤出现橄榄状的紫红色充血斑为度。局部皮肤有痈疮、溃烂或肿瘤则禁用此法。

功效：行气开闭、调畅气机、宣泄痧毒、解除痉挛。

## 挟痧法

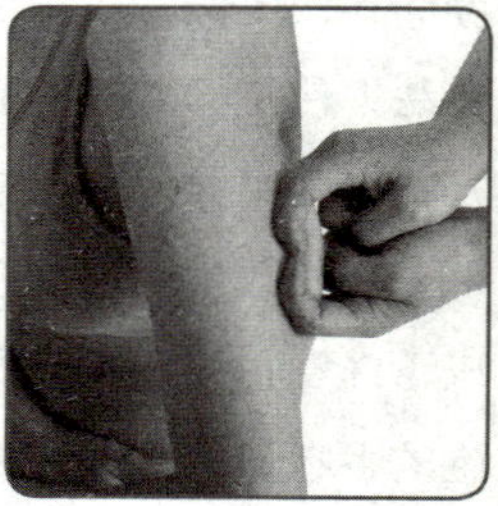

方法：在施术部位涂上刮痧润滑剂后，施术者五指屈曲，用食、中指第2指关节对准揪痧部位，揪起皮肤，提至最高处时，两指同时带动夹起皮肤快速拧转，再松开；如此提放，反复进行5～6次，可听到“巴巴”的声响，直至被揪部位出现痧点为止。本法多用于背俞穴上。

功效：通经活络、活血定痛、调和阴阳、引血下行。

## 扯痧法

方法：在施术部位涂上刮痧润滑剂后，施术者用拇、食两指或用拇、食、中三指提扯患者皮肤，反复进行5～6次，至出现痧点为止。此法主要用于头部、颈部、背部和面部的太阳穴、印堂穴。较揪痧法的力度要大。但注意要以患者能忍受为度。

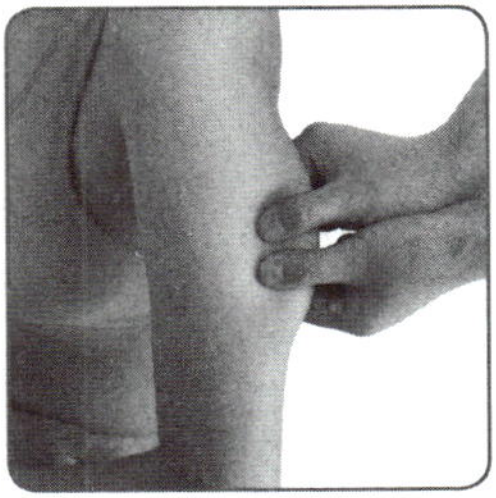

功效：发散解表、通经疏郁。

**小贴士**

**以下4种情况不宜使用揪痧法和扯痧法**

1. 病人身体瘦弱，背部脊骨凸起者，最好不在背部揪痧；

2. 患者有心脏病，如心肌梗死、心绞痛时，不可采用扯痧疗法；

3. 水肿患者；

4. 血友病、出血性紫癜和其他出血性疾病患者。

## 挤痧法

方法：施术者两手拇指及食指相对，用力挤压，连续挤出一块块或一小块紫红痧斑即可。此方法多用于患者头部，适用于头痛、头面胀痛。

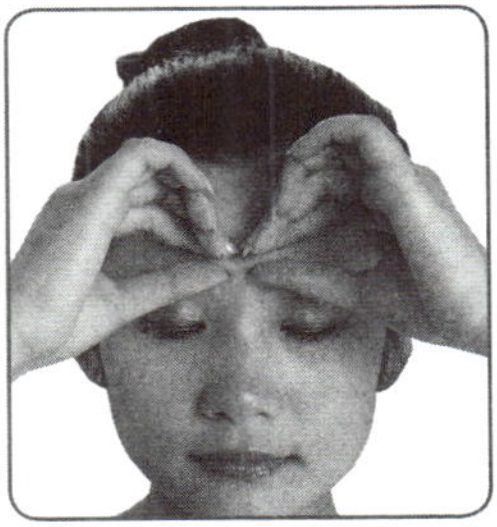

功效：清利头目、镇静止痛。

● 拍痧法

方法：伸开手掌，掌心向下，掌心面呈空心状，掌指关节和指关节并齐微屈，腕关节放松。拍打时，手臂固定不动，靠手腕关节活动，手掌自上而下自然落到要拍打的地方，呈击打式，用力均匀适中，讲究要有弹性，节奏性，拍打多次，直到皮肤上出现紫红色或青紫色的斑点斑痕为止。

功效：舒经活络、行气活血。

## 刮拭排毒的顺序和方向

刮痧时整体刮拭的顺序是自上向下，基本上按照头颈部→脊柱及其两侧→胸部→腹部→四肢部和关节的顺序进行刮拭。关节部根据其相应结构，采用点揉和按压手法。进行经络腧穴的刮痧治疗时，采用先上后下，由内到外的顺序进行刮拭，每个部位一般先刮阳经，再刮阴经，按从左到右的顺序进行刮拭。任何疾病均可以先刮拭颈背部（即取风门、大椎、魄户、膏肓、神堂），然后再刮拭其他经脉线以及患处局部。

## 刮痧排毒的角度

进行刮痧疗法时，一般以右手掌握刮痧用具，灵活运用腕力、臂力。刮治时，硬质刮具的钝缘最好与皮肤成45°，否则会将肌肉和皮肤推起，形成推、削之势造成疼痛或损伤。

## 刮痧排毒的力度

刮痧力度的大小要根据患者的体质、病情及其承受能力来决定。正确的刮拭方法，应当始终保持按压力。每次刮拭的速度要均匀，力度应保持平稳，不要忽轻忽重。刮痧时除了要向刮拭的方向和部位用力以外，重要的是要对肌肤有向下的按压力，因为经脉有一定的深度，刮拭的作用力必须传导到深层组织，才有治疗作用。刮拭作用的深度一定要达到皮下组织或肌肉，如果作用力大，甚至可以达到内脏和骨骼。刮痧最忌讳没有按压力，仅在皮肤的表面进行摩擦，这种刮法是极其错误的，不但没有治疗效果，还会因为反复摩擦，造成局部皮肤水肿，甚至破损。

## 刮痧排毒的补泻原则和方法

刮痧疗法分为补法、泻法和平补平泻法。补法，泛指能鼓舞正气，使低下的功能恢复正常的刮痧手法；泻法，泛指能疏泄邪气，使亢进的功能恢复正常的刮痧手法；介于补法和泻法之间的称作平补平泻法，也称平刮法。

刮痧疗法的补泻作用，是通过采用不同的手法在体表特定部位进行刮拭操作实现的，取决于刮拭力量的轻重、速度的急缓、时间的长短、刮拭的距离长短、刮拭的方向（顺着经脉运行方向刮为补，逆着经脉运行方向刮为泻）等诸多因素。上述动作的完成，都是依靠手法和技巧来实现的。

补法：刮拭按压力度小，速度慢，刺激时间较长，顺着经脉运行方向刮拭，出痧点数量少，刮痧后加温灸等为补法。补法适用于年老、体弱、久病、重病患者。

泻法：刮拭按压力度大、刮拭速度快、刺激时间较短、刮拭逆着经脉运行方向，出痧点数量多，刮痧后加拔罐等为泻法。泻法适用于年轻体壮、新病急病和形体壮实的患者。

平补平泻法：平补平泻法介于补法和泻法之间。有以下三种刮拭方法：1. 刮拭按压力度大，速度较慢；2. 刮拭按压力度小，速度较快；3. 刮拭按压力度中等，速度适中。

平补平泻法常用于日常保健或虚实不明显，或虚实夹杂患者的治疗。

## 刮痧排毒的注意事项

刮痧时限与疗程：一般每个部位刮20～30次，以患者能耐受或出痧为度，每次刮拭时间以20～25分钟为宜。初次刮痧时间不宜过长，手法不宜过重。刮出红色瘀点或瘀斑的部位必须7天后才能再刮，在此期间可以更换其他部位，直到患处局部清平无斑块，病症自然痊愈。通常连续治疗7～10次为1个疗程，间隔10天再进行下一个疗程。

### 刮痧前的准备

1. 房间要温暖。选择合适的刮痧体位，以利于刮痧的操作和防止晕刮。

2. 刮痧前应严格消毒，防止交叉感染，施术者的指甲要剪平。

3. 操作前应涂抹刮痧膏或乳液等，以减少摩擦力，防止皮肤损伤。

4. 勿在患者过饥、过饱及过度紧张的情况下刮痧。

### 刮痧中的注意事项

1. 刮拭时要用力均匀，以患者能耐受为度，出痧即止。

2. 婴幼儿、年老体弱者，刮拭时手法宜轻柔。

3. 不可片面追求出痧而用重手法或延长刮痧时间。出痧多少受患者体质、病情、服药情况等多方面因素的影响。

4. 刮拭过程中，要经常询问患者的感受，观察患者的反应。如果出现晕刮，应立即停止刮痧，采取相应处理措施。

### 刮痧后的注意事项

1. 刮痧完毕后，用干净的医用棉球擦干患者身上的水渍、油质、润滑剂等，让患者穿上衣服休息15分钟左右。

2. 刮痧治疗使汗毛孔开泄，消耗体内津液，患者会感到口渴，应喝一两杯温水。

3. 刮痧治疗后，切勿吹风受凉，若有出汗要及时擦干，3小时后方可洗浴。

## 以下情况不可采用刮痧排毒

1. 有出血倾向的疾病，如血小板减少症、血友病等，以及有凝血功能障碍的患者。

2. 危重病症，如急性传染病、严重心脏病等。

3. 新发生的骨折部位不宜刮痧。外科手术瘢痕处在手术后2个月后才可局部刮痧。恶性肿瘤患者手术后，瘢痕处慎刮。

4. 传染性皮肤病不宜刮痧，如疖肿、痈疮、瘢痕、破溃性传染性皮肤病、不明原因的皮肤包块等，病灶部位禁刮。

5. 年老体弱、空腹、过度疲劳、熬夜过度者不宜刮痧。

6. 对刮痧过度紧张恐惧或过敏者。

7. 孕妇、经期妇女，下腹部及三阴交、合谷、昆仑、至阴等处禁止刮痧。

# 拔罐，拔出毒素除湿祛寒

## 什么是拔罐疗法

拔罐疗法又称“火罐法”、“吸筒法”，是指运用各种罐具，经过排除其中的空气产生负压、使之吸附于皮肤表面，通过局部的负压和温热作用，引起局部组织充血和皮肤内轻微的瘀血，促使该处的经络畅通，气血旺盛，从而达到相应治疗作用的一种常用外治方法，具有活血、行气、止痛、消肿、散结、退热、祛风、散寒、除湿等作用，具有操作简便、易于掌握、疗效显著、使用安全、无副作用等优点。

## 拔罐的排毒功效

中医学认为，拔罐的排毒功效体现在以下几个方面。

调整阴阳：针对人体经络穴位拔罐，配合针刺或艾灸，可使机体的阴阳之偏胜、偏衰得以纠正，促使阴阳转化，达到阴阳平衡，调整某些脏器之功能。

疏通经络：拔罐疗法根据经络与脏腑在生理、病理上的相互影响的机制，通过对经络、腧穴的负压吸引作用，在脏腑经络气血凝滞或经脉空虚时，引导营卫之气进行输布，鼓动经脉气血，濡养脏腑组织器官，温煦皮毛；同时使衰弱的脏腑机能得以振奋，鼓舞正气，加强祛除病邪之力，从而使经络气血恢复正常，排毒祛病。

化瘀散结：拔罐作用于肌表，通过对经络、穴位或病变部位产生负压吸引作用，使体表组织产生充血、瘀血、出血、放血等变化，改善血液循环，使经络通畅，则瘀血化散，壅滞凝滞得以消除。

温经散寒：寒为阴邪，易伤阳气。火罐吸着皮肤的温热刺激，通过局部皮肤感受器、经络，传导给相应的组织器官，使体内寒邪得以拔出体外，从而达到“温经散寒”的双重治疗功效。

发汗解表：肌表是人体的藩篱，外感六淫伤人，一般都先出现表证，此时邪气较浅，可通过宣发肺气，调畅营卫、开泄腠理等作用，通过人体的汗液排出，使在肌表的外感六淫之邪随汗而解。拔罐通过吸着作用、温热及良性刺激的神经反射作用，达到发汗、祛除风寒、湿邪的作用。

托毒排脓：湿热火毒之邪蕴结局部，阻碍气血运行，而出现红、肿、热、痛、脓等一系列表现。日久火热毒邪伤及阴液而出现阴虚内热或热毒炽盛的实热之证。罐内形成负压，吸力很强，可在毒气郁结、恶血瘀滞之症未成脓之时，施以拔罐疗法，尤其是针刺之后拔罐，可吸出毒血，疏通气血，消散瘀阻。若已经化脓，可拔毒排脓。

现代医学认为，拔罐的排毒功效主要体现在以下几个方面。

调节血液循环：拔罐所产生的充血、瘀血，或者血液反复灌注，使毛细血管扩张，血液循环加快。负压的良性刺激，通过神经内分泌系统调节血管舒张功能和管壁的通透性，加强局部血液流动而改善全身血液循环。临床实践证明，用针刺激后再做拔罐有“放血”作用。经过“放血”，血管迅速恢复舒缩功能，血液流通好转，有限度放血是一种良性刺激，它的功用是反射性调节使血管运动恢复正常。

改善微循环：微循环的主要功能是进行血液与组织间物质的交换。拔罐疗法可调整微循环功能，促进局部血液循环，从而调节新陈代谢，改变局部组织营养，而且还能使淋巴循环加快。淋巴细胞的吞噬能力活跃，增强机体免疫力。

增强新陈代谢：拔罐产生的负压可使消亡的上皮细胞加速脱落，使局部毛细血管扩张，皮肤及皮下组织的血液罐流量增加，改善皮肤的呼吸作用，更有利于汗腺与皮脂腺的分泌，协助肾脏加强排泄体内的废物。负压使皮肤表面产生微气泡溢出，排出组织的“废气”，加强了局部组织的气体交换，从而加速排出体内的废物、毒素，加强了新陈代谢。拔罐又可增加机体内的氧化，进行保健治疗后，可使氧的需要量增加10%～15%，排氮量、排尿量和二氧化碳的排泄量都有所增加，促进体内的脂肪代谢，减少脂肪在体内各部位的储存和积累，从而起到减轻体重的效果。

## 拔罐排毒的常用方法

### ● 留罐法

方法：在应拔部位留置一段时间的拔罐方法。这是历史最悠久、适用最广泛的一种拔罐法。留罐时间一般为10～25分钟，小儿和年老体弱者以5～15分钟为宜。

功效：适用于以寒邪为主的疾患，针对病位局限、固定、较深者。

特别提示：病情为实证者多用泻法，单罐用口径大、吸拔力大的，多罐用密排罐法（罐距小于3.5厘米），吸拔力大，吸气时拔罐，呼气时起罐；虚证多用补法，单罐用口径小、吸拔力小的，多罐用疏罐法（罐距大于7厘米），吸拔力小，呼气时拔罐，吸气时起罐。

## 闪罐法

方法：是指将罐吸拔在应拔部位后随即取下，如此反复一拔一取的拔罐法。若连续吸拔20次左右，又称连续闪罐法。

功效：适用于以风邪为主的疾患，如肌肤麻木，属于充血拔罐法，拔后在皮肤上不留瘀紫斑，故较适合面部拔罐。皮肤不太平整，容易掉罐的部位也多用此法。通过反复地拔、起，使皮肤反复地松、紧，反复地充血、再充血，形成物理刺激，对神经和血管有一定的兴奋作用，可增加细胞的通透性，改善局部血液循环及营养供应。

## 走罐法

方法：是指在罐具吸拔住后，再反复推拉、移动罐具，扩大施术面积的一种拔罐方法。此法兼有按摩作用。走罐主要有以下三种操作手法。

轻吸快推术：选用小号玻璃火罐，以吸入罐内皮肤面高于罐外3～4毫米，皮肤微微潮红为度。在施术皮肤涂以温水，走罐速度宜快，常用于外感表证、肺卫失宣、皮肤麻木等，疗效甚佳。

重吸快推术：火罐吸拔后，以吸入罐内皮肤面高于罐外

8毫米以上，皮肤紫红为度。在施术皮肤上涂以润滑剂，走罐速度宜快。一般腹、背部用大、中号火罐，四肢用小号火罐。适宜治疗经脉、脏腑功能失调的疾患，如高血压、胃肠功能紊乱、心悸失眠等多种疾病。

重吸缓推术：将润滑剂涂于施术皮肤上，重吸后，以较慢速度走罐，使皮肤呈紫红色。背、腹部选用大、中号火罐，四肢用小号火罐。此术适宜于治疗沉寒痼冷、积聚、经脉气血阻滞、筋肉失于濡养等疾患，如寒湿久痢、坐骨神经痛、痛风及肌肉萎缩等证。

特别提示：拔罐前，先在罐口及待推拔部位涂一些润滑剂。罐具吸住后，用手扶住罐底，用力在应拔部位上下或左右缓慢地来回推拉。推拉时，将罐具前进方向的半边略提起，以另半边着力。一般腰背部宜沿身体长轴方向上下推拉；胸肋部宜沿肋骨走向推拉；肩、腹部宜用罐具旋转移动；四肢部宜沿长轴方向来回推拉。

## 拔罐排毒的注意事项

### ● 把握留罐时间

体格消瘦虚弱者，罐子吸拔的力度应小，时间要短，拔罐的数量要少；体格健壮肌肉丰满者，罐子吸拔的力度要大，拔罐的数量要多，吸拔的时间要长。

比较敏感、耐受能力比较差的人，吸拔的时间要短；反应正常，耐受能力比较强的人，吸拔的时间可以长一些。

闪罐、走罐以局部或罐下皮肤出现潮红或花红豆点的丹痧、痧块、痧斑、瘀斑等为度。

## 如何起罐

此法为临床所常用。常规手法是用一手轻按罐具向左倾斜，另一手以食、拇指按住罐口右侧的皮肤，使罐口与皮肤之间形成空隙，让空气进入罐内，吸力就会自然消失，则罐具自落。切不可硬拉或旋转罐具，以免损伤皮肤。

在起多个罐具时，要按拔罐先后顺序起罐。原则是先拔先起，后拔后起。还要注意上下顺序，如在背部拔多个罐时，应按先上后下的顺序起罐，这样起罐，可防止发生头晕、恶心呕吐等不良反应。

## 起罐后的局部处理

起罐后，用消毒纱布（或干棉球）轻轻拭去罐斑处的小水珠、润滑剂、血迹等。

起罐后，若拔罐部位有痒感，患者切不可搔抓，以免感染。罐斑处的紫红色，可于几天内消失，不必有顾虑。

起罐后，患者应适当休息一下，缓解疲乏感觉，忌受风，以防外邪侵袭。

## 拔罐疗程

若急性病（感冒、发热等）每天1次；若病重、疼痛每天2～3次（拔罐部位要改变）。慢性病每天1次；特殊手法致产生瘀斑、瘀块等应待瘀血瘀痕退后再拔，一般2～5天1次；亦可交替选穴，每日1次；一般治疗7～10天为1个疗程，间隔3～5天，再行第二疗程。急性病治疗2～3次，慢性病治疗2～3个疗程，若无明显效果，应改用其他疗法。如果手法得当，选穴准确均会收到满意效果。

## 拔罐排毒后的正常反应

拔罐会产生负压吸引，使局部的皮肤、血管、神经、肌肉等组织隆起，患者会感觉局部有牵拉、紧缩、发胀、温暖、透凉气、酸楚、舒适等反应；部分患者在留罐过程中疼痛会逐渐减轻。当留罐一定时间或施闪罐、走罐、摇罐等手法后，皮肤会对刺激产生各种反应，主要是颜色与形态的变化，统称“罐斑”。局部皮肤出现潮红、红点、紫斑等不同痧点，属于拔罐疗法的治疗反应，若患者无明显不适，则2～5天自然消退，可自行恢复，无须作任何处理。

部分患者皮肤反应明显或较重，出现深红、紫黑、青斑、触之微痛者多为瘀血热毒；若出现水肿、小水疱、罐内较多水汽者多为湿气水饮；有时拔罐后其水汽色呈血红或黑红，多表示久病湿夹血瘀的病理反应；皮色无明显变化、发凉者多为虚寒病证；如在拔罐后，皮肤表面出现微痒或出现皮纹，多表示患有风证。

## 以下情况不宜采用拔罐排毒

凡有下列情况之一者，应当禁用或慎用拔罐疗法。

1. 全身剧烈抽搐或癫痫正在发作的患者，不宜拔罐治疗。

2. 患者精神失常、精神病发作期不适宜施用拔罐疗法。

3. 久病体弱致全身极度消瘦、皮肤失去弹性者，不适宜施用拔罐疗法。

4. 患者平时容易出血、患有出血性疾病，如过敏性紫癜、血小板减少性紫癜、血友病、白血病、毛细血管试验阳性者，不适宜施用拔罐疗法，以免造成出血不止。

5. 患有广泛的皮肤病或者皮肤有严重过敏者，不适宜拔罐治疗。

6. 患者患有恶性肿瘤，不能施用拔罐疗法。以免引发肿瘤播散和转移。

7. 妇女在怀孕期间，腰骶部和下腹部、乳头部不能施用拔罐疗法，以免流产。

8. 患者患有心脏病出现心力衰竭者、患有肾脏疾病出现肾功能衰竭者、患有肝脏疾病出现肝硬化腹水、全身浮肿者，不适宜选用拔罐疗法。

9. 在需要拔罐治疗的局部有皮肤病者，不适宜施用拔罐疗法。

10. 禁用部位：血管浅处、心搏处、皮肤细嫩处、瘢痕处和鼻、眼、乳头、口唇、骨突出处，以及皮肤松弛且有较大皱纹处，均不宜拔罐。前一次拔罐部位的罐斑未消退之前，不宜再在原处拔罐。

# 艾灸，艾火温养祛除寒毒

## 什么是艾灸疗法

艾灸是把艾绒或其他药物放置在体表的穴位上或穴位上空烧灼温熨，借灸火的温和热力以及药物的作用，通过经络的传导，温通气血、扶正祛邪，达到治疗疾病和预防保健的一种外治方法。

## 艾灸排毒的功效

艾灸具有较强的温热作用，对排出人体寒湿邪毒的效果显著，其排毒功效主要表现在以下几个方面。

通经脉，行气活血：气血运行具有遇温则散，遇寒则凝的特点。灸法温和，可以温通经络，促进气血运行。

健脾益胃，培补后天：艾灸可以强壮脾胃，对改善脾胃功能有较好的作用。在中脘穴施灸，可以温运脾阳，补中益气，常灸足三里，不但能使消化系统功能强盛，增加人体对营养物质的吸收，以濡养全身，亦可收到排毒祛病、抗衰防老的效果。

升举阳气，密固肤表：气虚下陷，则皮毛不任风寒，清阳不得上举，因而卫阳不固，腠理疏松。常施灸法，可以升举阳气，密固肌表，抵御外邪，调和营卫，起到清毒抗毒、防病治病的作用。

## 艾灸排毒的常用方法

### 隔姜灸

方法：将鲜生姜切成厚约0.3厘米的生姜片，用针扎孔数个，置施灸穴位上，用大、中艾炷点燃放在姜片中心施灸。若有灼痛感可将姜片提起，使之离开皮肤片刻，旋即放下，再行灸治，反复进行。以局部皮肤潮红湿润为度。一般每次施灸5～10壮。

功效：有温中、祛寒、止呕、解表的作用，适用于感冒、呕吐、腹痛、泄泻、遗精、阳痿、早泄、不孕、痛经、面瘫及风寒湿痹等证。

### 隔蒜灸

方法：有隔蒜片灸和隔蒜泥灸两种。前者是将独头大蒜横切成约0.3厘米的薄片，用针扎孔数个，放在患处或施灸穴位上，用大或中艾炷点燃放在蒜片中心施灸，每施灸4～5壮，须更换新蒜片，继续灸治。后者将大蒜捣成蒜泥状，置患处或施灸穴位上，在蒜泥上放上艾绒或艾炷，点燃施灸。这两种隔蒜灸法，每穴每次宜灸足7壮，以灸处泛红为度。

功效：有消肿、拔毒、散结、止痛的作用，临床适用于治疗痈、疽、疮、疖、腹中积块及蛇蝎毒虫所伤等证。

### 隔盐灸

方法：将纯干燥的食盐纳入脐中，填平脐孔，上置大艾炷施灸。患者有灼痛感时，即更换艾炷。亦有于盐上放置姜片施灸，待患者有灼痛时，可将姜片提起，保留余热至燃完一炷。一般可灸3～7壮。急性病可多灸，不限制壮数。

功效：此法有回阳、救逆、固脱的作用，但需连续施灸，直到脉象恢复、肢体温暖、症状得以改善。临床上适用于急性腹痛、吐泻、痢疾、四肢厥冷。

## 艾条悬起灸

施灸时将艾条悬放在距离穴位一定高度上进行熏烤，不使艾条点燃端直接接触皮肤，称为悬起灸。根据实际操作方法不同，分为温和灸、回旋灸、雀琢灸。

温和灸：将艾条的一端点燃，对准腧穴部位或患处，距离皮肤2～3厘米，进行熏烤，以患者局部有温热感而无灼痛感为宜，一般每穴灸10～15分钟，至反肤红晕潮湿为度。如遇到昏厥或局部知觉减退的患者及小儿均，施术者可将食、中两指置于施灸部位两侧，这样可以通过施术者的手指来测知患者局部受热程度，以便随时调节施灸距离，掌握施灸时间，防止烫伤。临床应用广泛，适用于一切灸法主治病症。

回旋灸：点燃艾条，悬于施灸部位上方约3厘米高处。艾条在施灸部位上左右往返移动，或反复旋转进行灸治。使皮肤有温热感而不至于灼痛。一般每穴灸10～15分钟，移动范围在3厘米左右。适用于风寒湿痹及瘫痪。

雀啄灸：施灸时，艾条点燃的一端与施灸部位皮肤的距离并不固定，而是一起一落、忽近忽远上下移动，如鸟雀啄食样。一般每穴灸5分钟。多用于昏厥急救、小儿疾患、胎位不正、无乳等证。此法热感较强，注意防止烧伤皮肤。一般认为，温和灸偏于补，雀啄灸偏于泻。

## ● 温灸盒灸

用一种特制的盒形木制灸具，内装艾卷，固定在一个部位施灸的方法。温盒按其规格分大、中、小三种。温灸盒的制作，取规格不同的木板，厚约0.5厘米，制成长方形木盒，下面不安底，上面制作一个可随时取下的盖，与盒之外径大小相同，在盒内中下部安装铁窗纱一块，距底边3～4厘米。

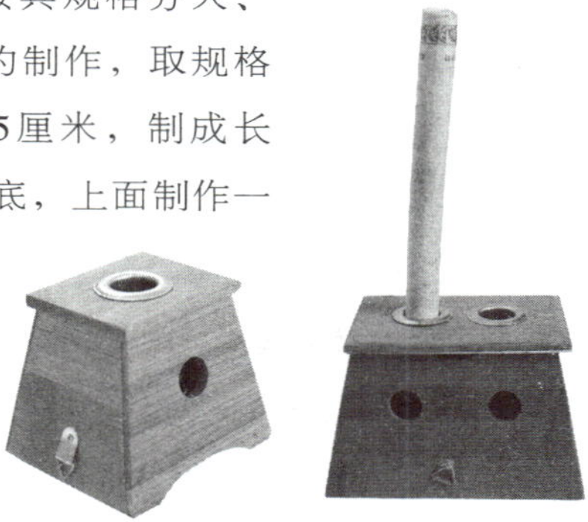

操作方法：施灸时，把温灸盒安放于应灸部位的中央，点燃艾卷后，置铁纱上，盖上盒盖，放置于穴位或患处。每次可灸15～30分钟。

# 什么是灸感

灸感，是施灸时自我所感知的热、风、凉、寒、麻、胀、酸、沉、痛等感觉。

灸感的产生是艾火的热力与药力的双重作用的结果，是艾火循环和经气与病气在体内斗争的表现。灸感共有七种。

1. 透热：灸热从施灸点皮肤表面直接向深部组织穿透，甚至直达胸腹腔脏器。

2. 扩热：灸热以施灸点为中心向周围扩散。

3. 传热：灸热以施灸点开始循经络向远部传导，甚至直达病灶。

4. 局部不热（或微热）而远部热：也就是施灸部位不热（或微热），而远离施灸的部位感觉很热。

5. 表面不热（或微热），而皮肤下深部组织，甚至胸腹腔脏器感觉很热。

6. 施灸部位或远离施灸部位产生酸、胀、麻、热、重、痛、冷等非热感觉。

7. 上述灸感传导之处，随之缓解，施灸部位产生的热、胀、痛等感觉渗透远传，所到之处病症随之缓解。

第6、7种感觉说明艾灸的纯阳之气沿着经络传导，艾灸达到预期疗效。灸感并非局限在施灸的部位，而是会沿着经络传导的。灸感的强弱一般代表了经络阻塞的程度。有灸感，而且灸感强，说明自身的经络畅通，作用立竿见影；没有灸感，表明经络中邪气淤积严重，需要时间化瘀散阻，因此见效缓慢。

在正常人中，灸感因时、因地、因人而异。一般刺激越强，时间越长，刺激次数越多，则灸感越易出现；"经络敏感人"灸感相对强烈；温暖安静的环境里，同时皮肤湿润，思想集中，则灸感较易发生，传递速度也较快。反之，施灸时间短，次数少，室内寒冷、喧闹、皮肤干燥，经络不敏感，则灸感迟钝或不能被感知。

## 艾灸排毒的注意事项

### 合理选择灸量

用艾炷直接灸时可用小炷、中炷；间接灸则用中炷、大炷。

青壮年、男性，初病、体实者，宜大炷、多壮；妇女、儿童、老年人，久病、体虚者，宜小炷、少壮。

头面、胸背，艾炷不宜大而多；腰背腹部、肌肉丰厚处，可用大炷、多壮。四肢末端、皮肉浅薄而多筋骨处宜少灸。

风寒湿痹，上实下虚者，欲温通经络，祛散外邪，或引导气血下行时，以3～7壮为宜，小、中炷即可。否则易使热邪内郁产生不良后果。沉寒痼冷、元气将脱者，需扶助阳气、温寒解凝，必须用大炷多壮才能达到较好的治疗效果。

## ● 按顺序正确施灸

一般宜先灸上部，后灸下部；先背部，后腹部；先头部，后四肢；先灸阳经，后灸阴经。先阳后阴，取其从阳引阴而无亢盛之弊；先上后下，则循序渐进次序不乱；先少后多，使艾火由弱到强，便于患者接受。但在使用上需结合病情，灵活应用，不可拘泥不变。如需艾炷灸多壮者，必须由少渐多，或分次灸之（即所谓报灸）。需大炷者，可先用小艾炷灸起，每壮递增之，或用小炷多壮法代替。但在特殊情况下，也可酌情灵活运用，不可拘泥。如气虚下陷之脱肛，可先灸长强以收肛，后灸百会以举陷等，如此才能提高临床疗效。

## ● 灸后调理

施灸后要注意个人卫生，如果施灸不当，可能会造成局部烫伤，产生灸疮。一定不要把疮弄破，如果已经破溃感染，要及时使用消炎药。

灸后的饮食要以清淡为主，忌食生冷油腻的食物。原则上，灸后不要马上用冷水洗手或洗澡，最好在30分钟后再进行。灸后，夫妻最好在48小时后再同房。

## 以下情况不宜采用艾灸排毒

一般空腹、过饱、极度疲劳和对艾灸恐惧者，应慎施灸法。

对于体弱的患者，灸治时艾炷不宜过大，刺激量不可过强，预防晕灸。

晕灸的表现为头晕目眩、面色苍白、恶心呕吐、四肢发凉、周身冷汗、呼吸急促、血压下降、脉细弱无力等。若出现晕灸，施术者不能紧张慌乱，应立即令患者平卧，并注意保暖。轻者服些温开水或糖水即可迅速缓解并恢复正常；重者则应针刺人中、内关、足三里、中冲等穴或艾灸百会、中极、关元、涌泉等穴，一般也可很快缓解并恢复正常。对体质极度虚弱者，则不适宜灸疗。

无论外感或阴虚内热证，凡脉象数疾者禁灸；高热、抽搐或极度衰竭、形瘦骨弱者，亦不宜灸治。

心脏虚里处、大血管处、皮薄肌少筋肉积聚部位，一般不宜采用直接灸。

妊娠期妇女的下腹部以及腰骶部，乳头、阴部不宜施灸。

颜面、五官处不宜着肤灸。

关节活动处不能直接灸。

# 指压特效穴，从头到脚定位排毒

## 头面部排毒穴

### 神庭穴

取穴定位：从两眉之间的中心线往上延伸，在前发际中点直上0.5寸处取穴。如无前发际时，可先取百会，向前4.5寸处即是此穴。

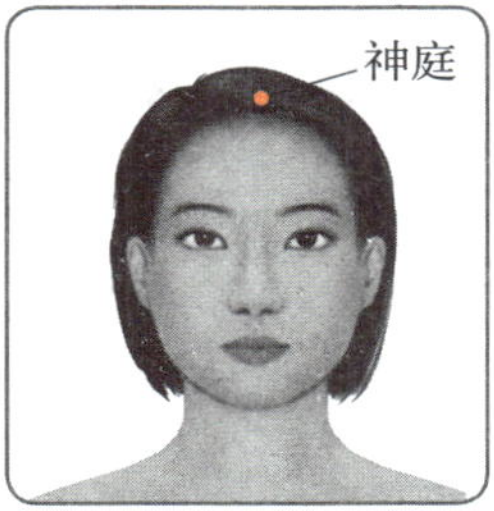


排毒功效：神庭穴为督脉、足太阳、阳明之交会穴，具有清热疏风、消肿止痛之功，主治头痛、鼻渊、鼻衄、目赤肿痛、雀目等证。

指压方法：以食指或中指指腹点揉神庭穴。点揉的手法要均匀、柔和、渗透，使力量深达深层局部组织，以局部有酸胀感为佳，点揉时切忌摩擦头皮或头发。早晚各一次，每次点揉3～5分钟，可两手交替操作。

### 头临泣穴

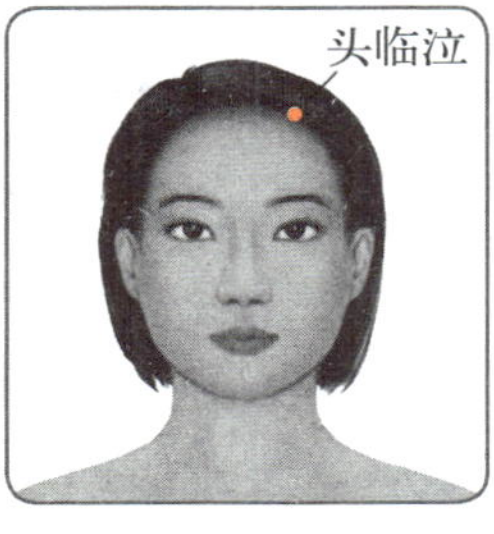


取穴定位：神庭穴与头维穴连线的中点处，或瞳孔直上，入前发际0.5寸处即是。

排毒功效：本穴归于足少阳胆经，为足太阳、手少阳、阳维脉之交会穴，具有疏散太阳风热、清泄少阳风火、清头目、利耳窍、通络止痛之功，主治头痛、目赤痛、流泪、目翳、耳聋、热病等证。

指压方法：以中指或食指指腹点揉两侧头临泣穴，力度要均匀、柔和、渗透，以有酸胀感为佳，指腹紧贴头皮，避免与头皮或头发形成摩擦。

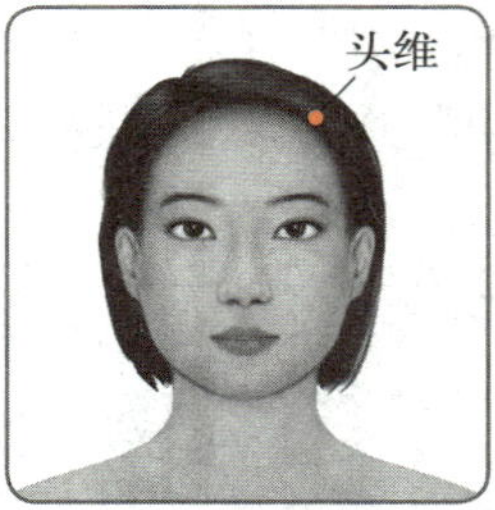


## 头维穴

取穴定位：额角发际直上0.5寸。

排毒功效：具有疏散风热、清利头目、通络止痛之功，主治头痛、目痛、目眩、迎风流泪等证。

指压方法：以中指或食指指腹同时点揉两侧头维穴，指腹要紧贴皮肤，不能摩擦头皮和头发，力度要均匀、柔和、渗透。每天早晚各一次，每次3～5分钟。

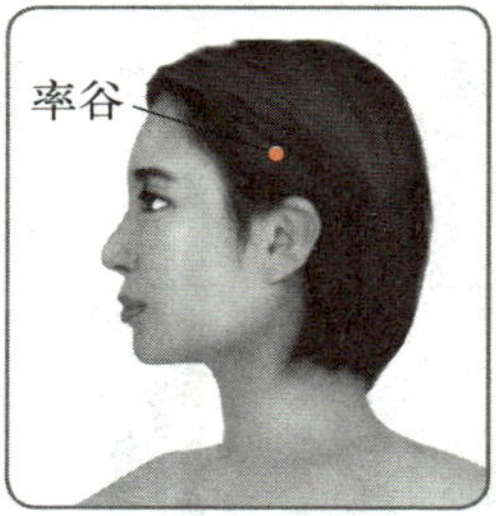


## 率谷穴

取穴定位：将耳部向前折曲，于耳翼尖直上入发际1.5寸处取穴。

排毒功效：率谷穴归于足少阳胆经，具有清热息风之功，主治头痛、眩晕、小儿惊风等证。

指压方法：以中指或食指指腹同时点揉两侧率谷穴，指腹要紧贴皮肤，不能摩擦头皮和头发，力度要均匀、柔和、渗透。每天早晚各一次，每次3～5分钟。

## 风池穴

取穴定位：于项后枕骨下两侧凹陷处，在两条隆起的肌肉上端之间凹陷处取穴。

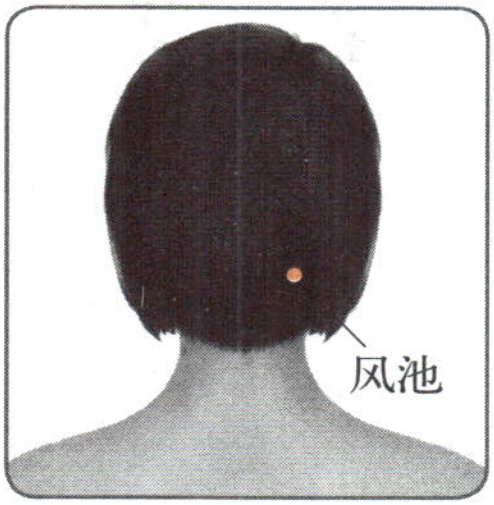


排毒功效：风池穴是头部要穴，具有抵御外邪及清热解毒的功用。

指压方法：以拇指指腹同时点揉两侧风池穴，点揉时指腹要紧贴皮肤，不能摩擦头皮和头发，力度要均匀、柔和、渗透，以穴位处有酸胀感为佳。每天早晚各一次，每次3～5分钟。

## 天柱穴

取穴定位：项部斜方肌外缘之后发际凹陷中，约当后发际正中旁开1.3寸处即是。

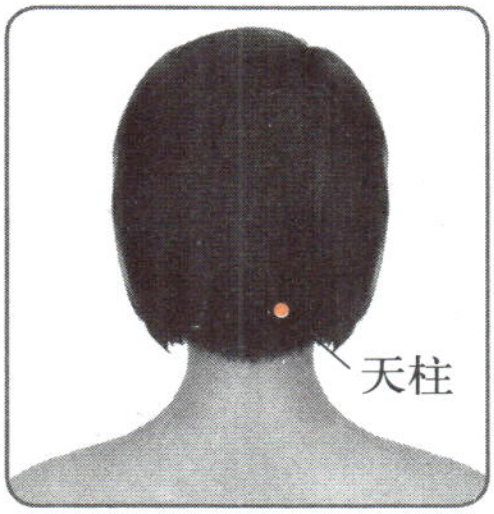


排毒功效：本穴归于足太阳膀胱经，太阳主表，故具有疏风散邪、解表止痛、开鼻窍、疏散风热、明目利咽的功效，主治头痛、项强、目赤肿痛、咽痛、鼻塞等证。

指压方法：以拇指指腹同时点揉两侧天柱穴，点揉时指腹要紧贴皮肤，不能摩擦头皮和头发，力度要均匀、柔和、渗透，以穴位处有酸胀感为佳。每天早晚各一次，每次3～5分钟。

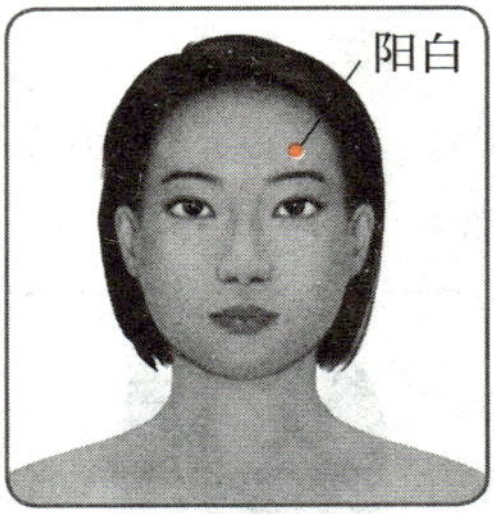


## 阳白穴

取穴定位：在头部，瞳孔直上，眉上1寸处即是。

排毒功效：本穴归于足少阳胆经，可清肝胆之热，有祛风通络、熄风止痉、清热镇惊之功。

指压方法：以中指或食指指腹同时点揉两侧阳白穴，力度要均匀、柔和、渗透。每天早晚各一次，每次3～5分钟。

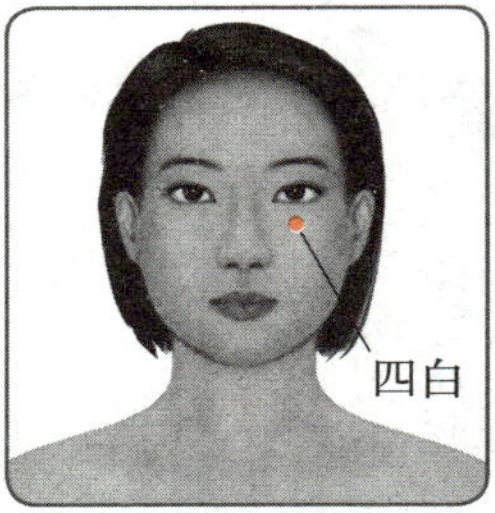


## 四白穴

取穴定位：眼球直下，眶骨下缘按之凹处即是。

排毒功效：可活血化瘀，促进眼部气血运行，防治黑眼圈。

指压方法：食指指腹贴于双侧穴位上，然后稍微施力在穴位上按揉，做足八拍即可。

## 大迎穴

取穴定位：位于侧面的下颌骨前方，下巴骨的凹陷处即是。

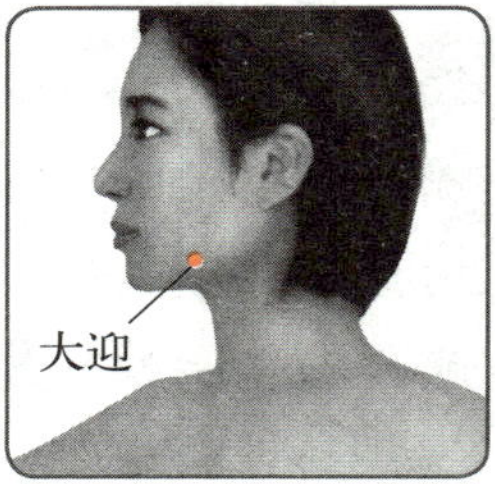


排毒功效：本穴归于胃经，负责将胃经中的精微血气传送到头部，有过滤浊气、活血利水之功。

指压方法：食指指腹贴于双侧大迎穴，稍微施力按揉，做足八拍。

## ● 颧髎穴

取穴定位：颧骨下缘水平线与目外眦角垂线之交点处，约与迎香穴同高。

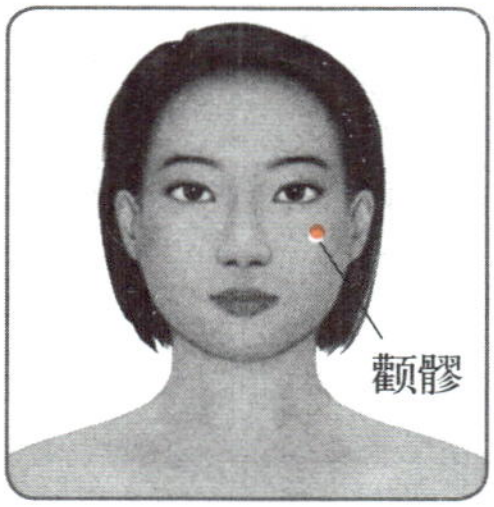


排毒功效：本穴归于手太阳小肠经，为手太阳、手少阳之交会穴，可清太阳风热，泄少阳风火，具有清热泻火、消肿止痛的作用，主治齿痛、颊肿、目赤、目黄、面赤、唇肿等证。

指压方法：以中指或食指指腹同时点揉两侧颧髎穴，指腹要紧贴皮肤，不能摩擦皮肤，力度要均匀、柔和、渗透。每天早晚各一次，每次3～5分钟。

## ● 瞳子髎穴

取穴定位：眼外角旁0.5寸，眼眶外缘骨头的凹陷处。

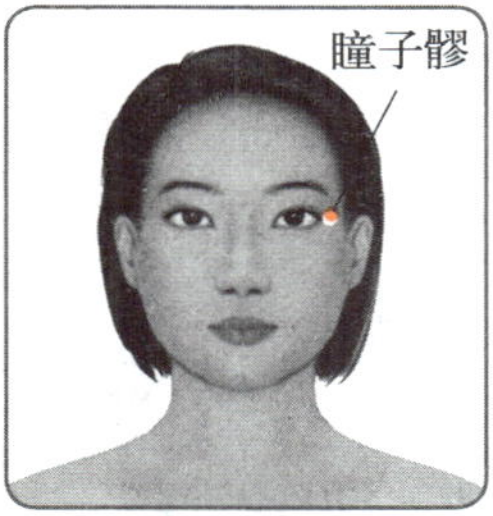


排毒功效：本穴位于目外眦外侧，归足少阳胆经，为手太阳、手足少阳之交会穴，具有疏散太阳风热、清泄少阳风火、清肝明目、通络止痛之功，主治头痛、目赤痛、迎风流泪、远视不明、白内障、目翳等证。

指压方法：以中指或食指指腹同时点揉两侧瞳子髎穴，指腹要紧贴皮肤，不能摩擦皮肤，力度要均匀、柔和、渗透。每天早晚各一次，每次3～5分钟。

## 攒竹穴

取穴定位：眉毛内侧端，眼眶上切迹的眉头凹陷中，按之酸痛明显处即是。

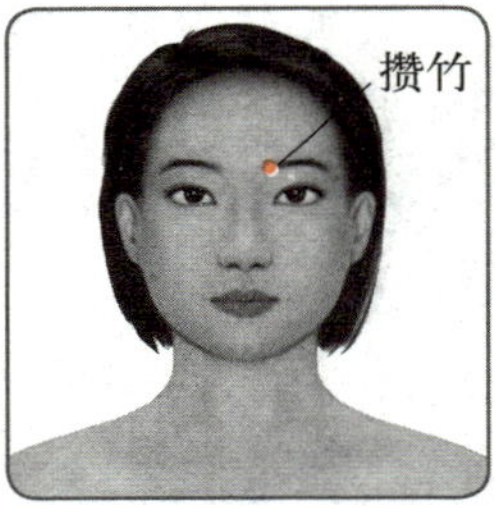


排毒功效：本穴归足太阳膀胱经，具有祛风解表、通络止痛、清热明目之功，主治头痛、口眼㖞斜、目视不明、流泪、目赤肿痛、眼睑瞤动、眉棱骨痛、眼睑下垂、迎风流泪（俗称漏风眼）、眼睛充血、视疲劳、假性近视等证。

指压方法：以中指或食指指腹同时点揉两侧攒竹穴，指腹要紧贴皮肤，不能摩擦皮肤，力度要均匀、柔和、渗透。每天早晚各一次，每次3～5分钟。

## 丝竹空穴

取穴定位：在眉梢外侧凹陷处取穴。

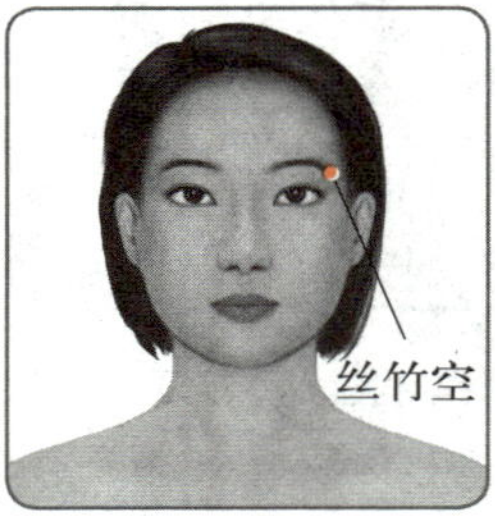


排毒功效：本穴归于手少阳三焦经，具有疏散少阳风热、清肝明目、通络止痛之功，主治目赤肿痛、头痛、齿痛、眼睑瞤动、面肌痉挛、面神经麻痹、结膜炎等证。

指压方法：以中指或食指指腹同时点揉两侧丝竹空穴，指腹要紧贴皮肤，不能摩擦皮肤，力度要均匀、柔和、渗透。每天早晚各一次，每次3～5分钟。

## 睛明穴

取穴定位：内侧眼角稍上方凹陷处，两侧各一穴。

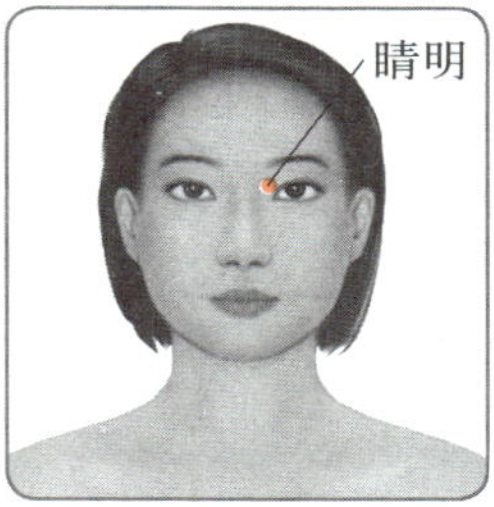


排毒功效：本穴位于足太阳膀胱经上，可改善血液循环，供给细胞足够的氧分和能量，使松弛的肌肉重新紧实起来，赶走眼袋、祛除黑眼圈。

指压方法：以中指或食指指腹同时点揉两侧睛明穴，指腹要紧贴皮肤，不能摩擦皮肤，力度要均匀、柔和、渗透。每天早晚各一次，每次3～5分钟。

## 承浆穴

取穴定位：口唇下当颏唇沟的中点凹陷处即是。

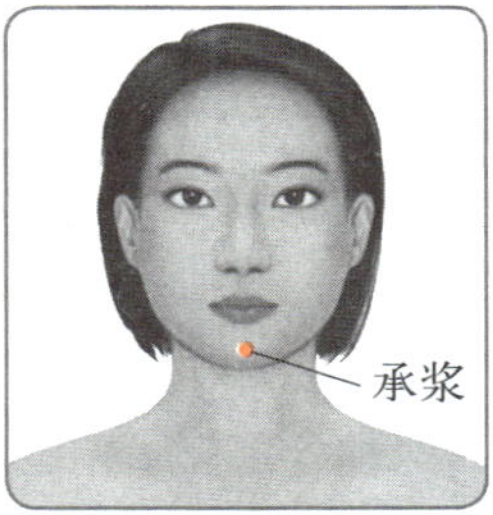


排毒功效：本穴归于任脉，为任脉、足阳明经之交会穴，具有清热通络、消肿止痛之功，主治面肿、齿痛、龈肿、流涎、口舌生疮、暴喑不言等证。

指压方法：以中指或食指指腹同时点揉两侧承浆穴，指腹要紧贴皮肤，不能摩擦皮肤，力度要均匀、柔和、渗透。每天早晚各一次，每次3～5分钟。

## 地仓穴

取穴定位：目正视，瞳孔直下，与口角水平线之交点处。

排毒功效：本穴归于足阳明胃经，为阳跷脉、手足阳明

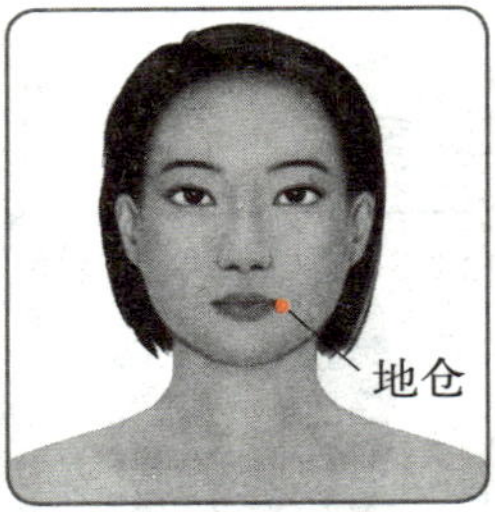


经的交会穴。本穴具有祛风通络、熄风止痉之功，主治唇缓不收、眼睑动、口角斜、齿痛、颊肿等证。

指压方法：以中指或食指指腹同时点揉两侧地仓穴，指腹要紧贴皮肤，不能摩擦皮肤，力度要均匀、柔和、渗透。每天早晚各一次，每次3～5分钟。

## 翳风穴

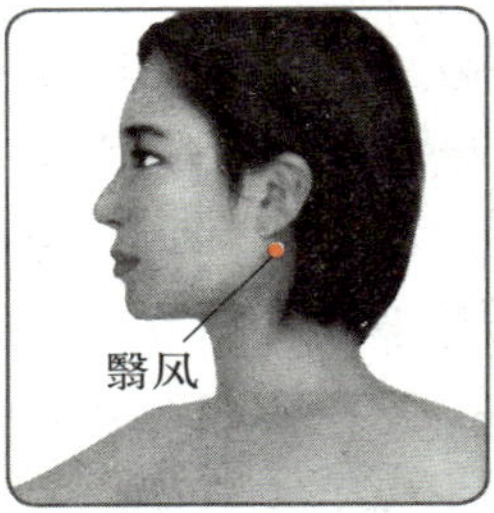


取穴定位：耳垂微向内折，于乳突前方凹陷处取穴。

排毒功效：属手少阳三焦经，又是手少阳经与足少阳经的交会之处，具有活血、祛风、通窍、醒脑的功用，还可改善大脑供血状况。

指压方法：用大拇指指尖点按翳风穴至出现酸胀感。

## 迎香穴

取穴定位：鼻唇沟与鼻翼外缘中点水平的交点处即是。

排毒功效：本穴归于手阳明大肠经，连通胃经，大肠经与胃经的经气在此交换，可运化气血，引血归经，快速疏通鼻部经络，通鼻塞、止鼻血。

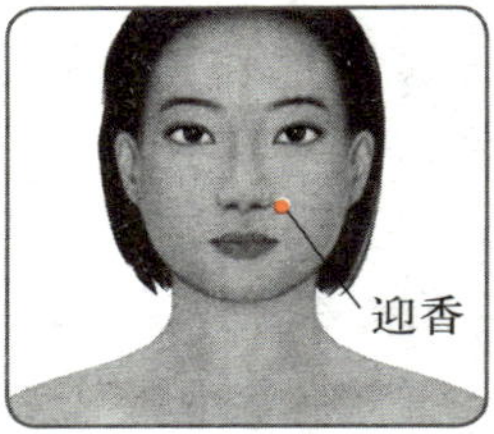


指压方法：用食指指腹同时点揉两侧迎香穴，2分钟即可。

## 听会穴

取穴定位：耳屏间切迹的前方，下颌骨髁突的后缘有凹陷处即是。

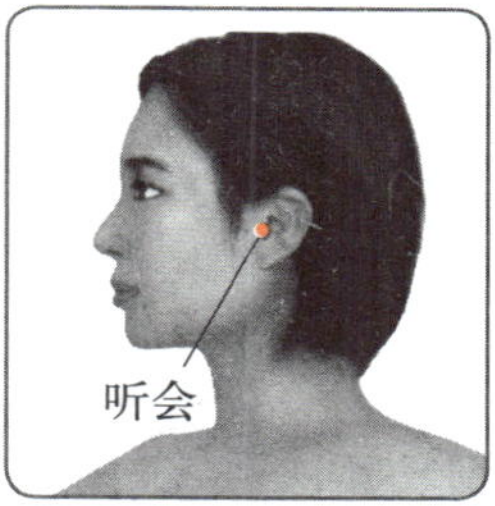


排毒功效：本穴位于耳旁，内通于耳，具有开窍利耳、清热泻火之功，主治耳鸣、耳聋等证。

指压方法：中指或食指指腹按揉两侧听会穴，按揉的力度要均匀、柔和、渗透，使胀痛或酸痛的感觉向深部组织渗透。每天早晚各按揉一次，每次按揉3～5分钟。

## 颊车穴

取穴定位：如上下齿用力咬紧，有一肌肉（咬肌）凸起，放松时，用手切掐有凹陷，发胀处即此穴。

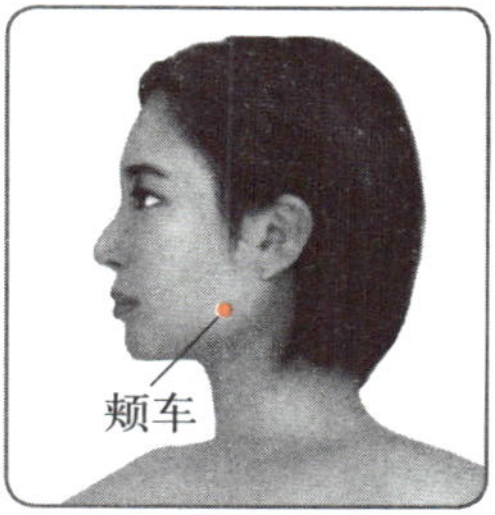


排毒功效：本穴属足阳明胃经，具有输送胃经精微物质上行头部的功用，能疏通头部上下的经络，消除面部气血阻滞。

指压方法：用食指指腹由轻渐重地分别按揉双侧穴位，力度以有酸胀感为宜，不宜过大。每次1～2分钟，每日3～4次。

## 耳门穴

取穴定位：头部的侧面，耳朵前方，面颊部耳屏上前

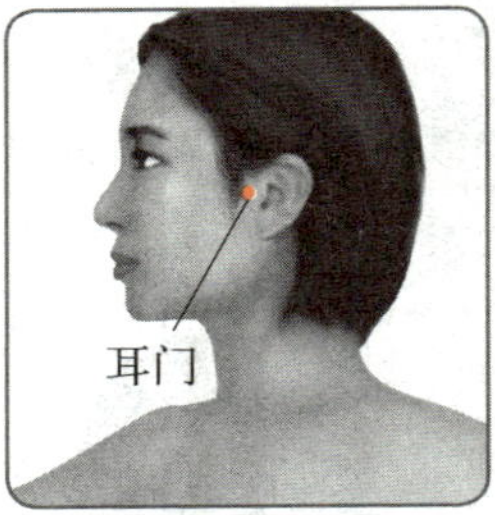


方，下颌骨髁状突后缘，微开口时的凹陷中即是。

排毒功效：本穴归于手少阳三焦经，具有清泄少阳相火、聪耳窍、祛风消肿、通络止痛之功，主治耳鸣、耳聋、齿痛等证。

## ● 天牖穴

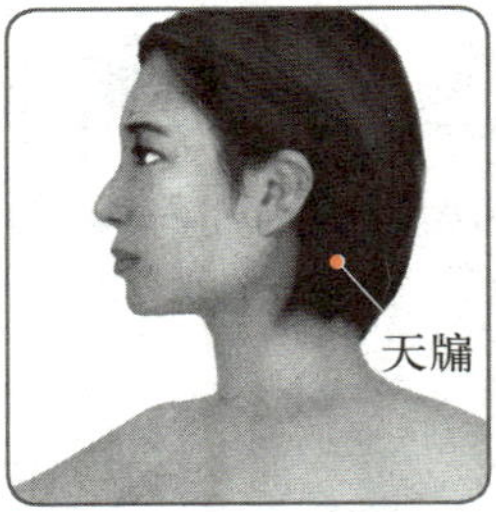


取穴定位：乳突后下方，胸锁乳突肌后缘，约平下颌角处即是。

指压方法：用拇指指尖垂直按揉双侧耳门穴，按之胀痛明显，痛感可向耳内渗透。每天早晚各按揉一次，每次按揉1～3分钟。

排毒功效：治疗头痛、头眩、项强、突发性耳聋、喉痹等证。

## ● 球后穴

取穴定位：在下眼眶部，当眶下缘外1/4与内3/4交界处即是。

指压方法：将食指指腹按于患侧球后穴处，待出现酸胀感时，由轻渐重，边按边揉，使酸胀感传导扩散到眼区，时间约2分钟。

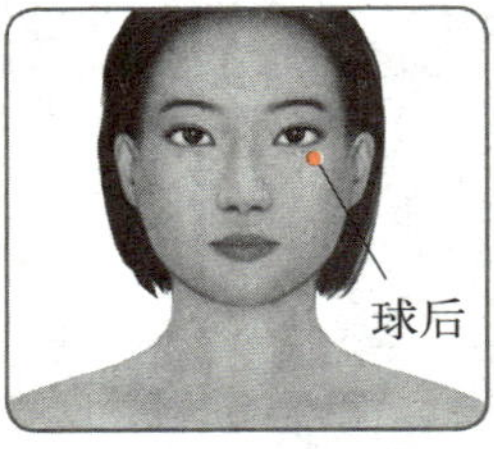


排毒功效：治疗视神经炎、视神经萎缩、视网膜色素变性、玻璃体混浊、青光眼、早期白内障、虹膜睫状体炎、癔症性黑蒙等证。

## 手部排毒穴

### 合谷穴

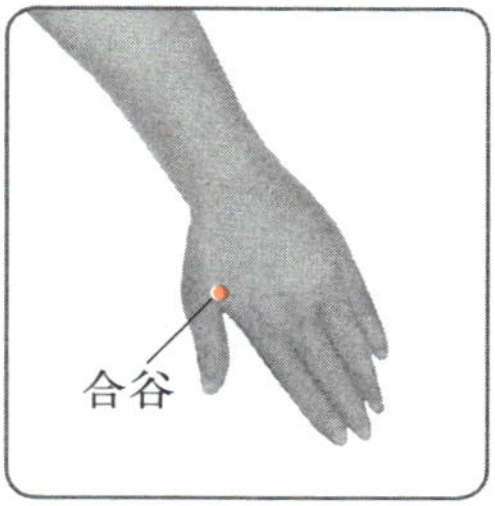


取穴定位：把拇指和食指合拢，合谷穴就在肌肉的最高处。

排毒功效：本穴归于手阳明大肠经，有镇静止痛、通经活络、清热解表的功能。

指压方法：以大拇指按揉另一手合谷穴，两手各按揉至产生酸麻感为宜，按完喝一杯温开水，排毒祛病功效显著。

### 中冲穴

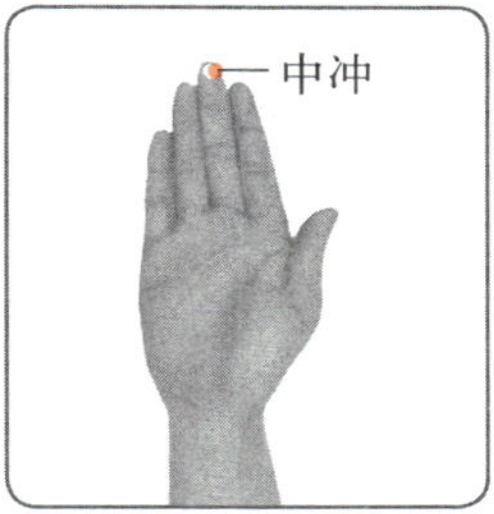


取穴定位：手中指尖的中点，指甲游离缘下缘掐之酸痛明显处即是。

排毒功效：本穴是心包经井穴，可疏通心包经，保证全身气血畅通，对防治便秘有良好效果。

指压方法：用大拇指指端掐、按或点压。

### 少商穴

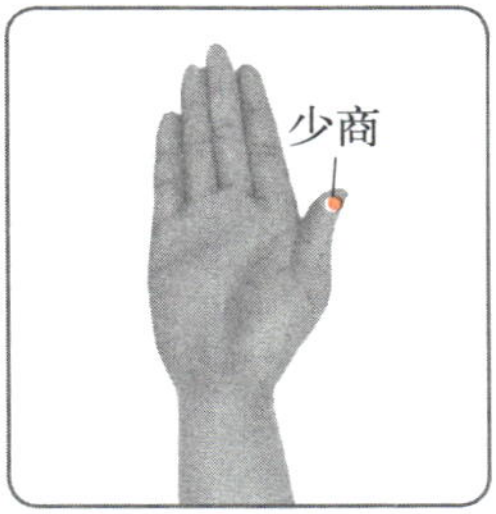


取穴定位：侧掌，微握拳，拇指上翘，拇指指甲桡侧缘和基底部各作一线，相交处即是。

排毒功效：本穴是肺经上的最后一个穴位，也是该经脉经气传入大肠经的第一个穴位，可清肺润肠，改善燥气上浮引发的咽喉肿痛，从而止咳平喘。

指压方法：用拇指指甲尖用力掐按几秒，重复几遍。

## ● 十宣穴

取穴定位：在手指的十个指端，距甲缘约0.1寸处，左右共10个。

排毒功效：本穴属于经外奇穴，可清热开窍，有效泄热醒神，缓解热证。常用于中暑、休克、受惊昏迷、精神病等突发疾病的急救，也可用于手指麻木、急性胃肠炎、急性咽喉炎、高血压等各种热证的治疗。

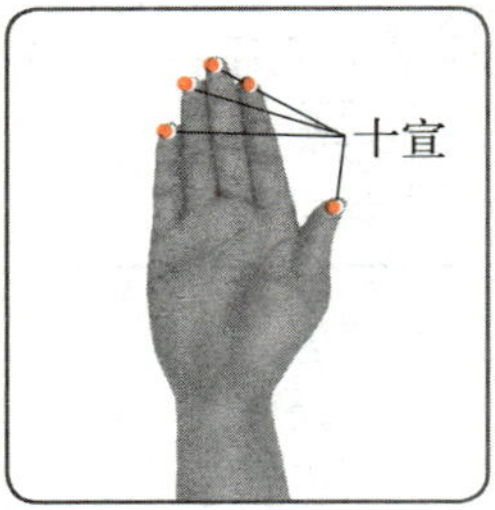


指压方法：每天捏揉十宣穴15分钟，可缓解神经衰弱、头痛。中暑急救时，以大拇指用力深掐十宣穴，每个穴位5次左右。

## ● 腕骨穴

取穴定位：沿后溪赤白肉际向上推，有高骨挡住，凹陷中即是。

排毒功效：本穴为手太阳小肠经的原穴，具有清热祛湿、利胁退黄之功，主治黄疸、胁痛、热病汗不出等小肠之疾。

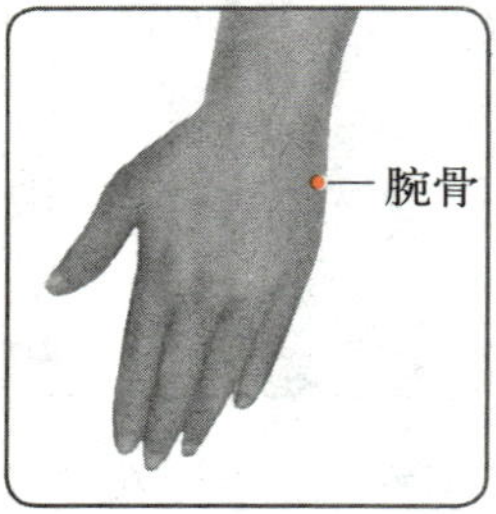


指压方法：用大拇指指尖掐按腕骨穴至有明显酸痛感，以能耐受为度，早晚各一次，每次掐按2～3分钟，左右手交替掐按。

## 阳溪穴

取穴定位：拇指上翘，在手腕桡侧，当两筋（拇长伸肌腱与拇短伸肌腱）之间，腕关节桡侧即是。

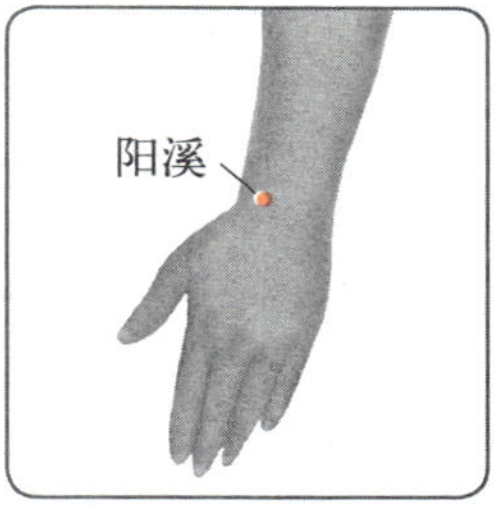


排毒功效：本穴归手阳明大肠经，有清热散风、通经活络之功，主治头面、五官疾病，如头痛厥逆、目赤肿痛、耳聋、耳鸣、鼻衄、齿痛、咽喉肿痛、舌本痛等证。本穴还有通腑泄热、定惊安神之功，主治神志病如热病心烦、癫痫、狂言、善笑等证。

指压方法：拇指点揉阳溪穴，酸胀感明显并向大拇指背侧走窜，每次点按2～3分钟。

## 后溪穴

取穴定位：手掌尺侧，微握拳，第5掌指关节后的远侧掌横纹头赤白肉际处即是。

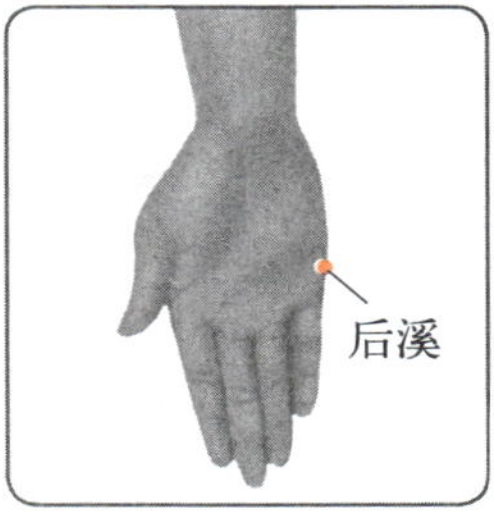


排毒功效：小肠经与心经相表里，本穴归于小肠经，可调心经之气，具有清心安神之功，主治癫、狂、痫、脏躁等病。同时还有疏散风热、聪耳利咽之功，用于治疗耳聋、耳鸣、目眩、咽痛等证。

指压方法：用拇指指尖掐按后溪穴，早晚各一次，每次掐按1～2分钟，有酸痛感为佳，力度以能耐受为度，左右手交替掐按。

## 关冲穴

取穴定位：沿无名指尺侧缘和指甲基底部各作一平线，于相交处取穴。

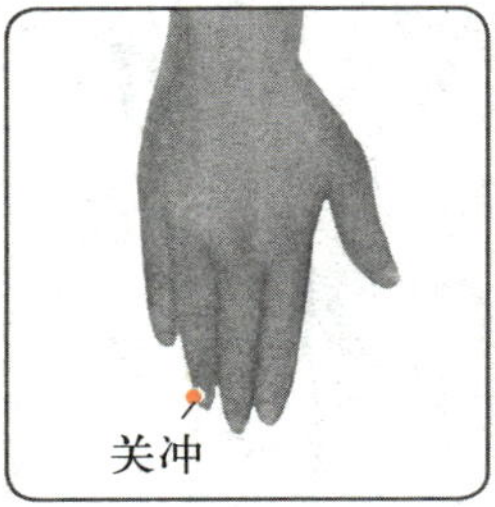


排毒功效：本穴为手少阳之井穴，为三厥阴脉与手少阳脉传注的主要部位，可清泄少阳风热，具有开窍泄热、消肿利咽之功。主治头痛、寒热、眩晕、心痛、心烦、昏厥、目痛、口干、口苦、舌卷、舌缓不语、喉痹、耳聋、肩背痛、臂痛、肘痛、中风、热病、小儿消化不良等病证。

指压方法：用食指的指尖掐按关冲穴，每次按压2～3分钟，有明显酸痛感、并向四周发散为宜。左右手交替，早晚各一次。

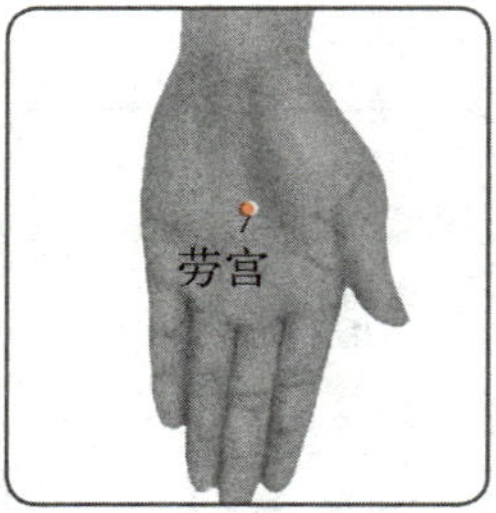


## 劳宫穴

取穴定位：屈指握拳，中指尖所点之处即是。

排毒功效：该穴为心包经荥穴，可以泄心经火热，主治心经或心包经热证导致的中风昏迷、心痛、心悸、癫狂、口疮、口臭、善怒、发热无汗、便血、胸胁胀满、黄疸、不寐、神经衰弱等证。

指压方法：以拇指指端垂直按压劳宫穴，左右手交替，早晚各一次，每次2～3分钟。

## 大陵穴

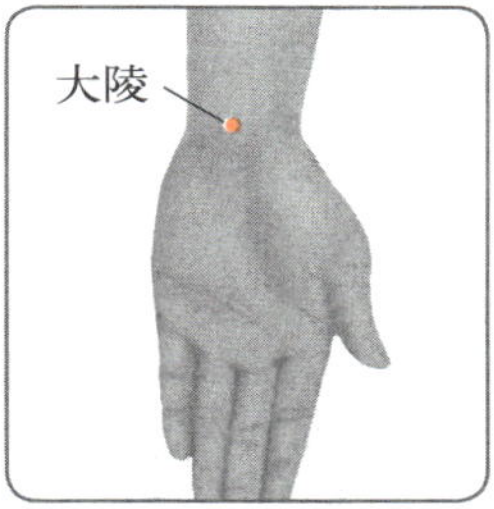


取穴定位：掌后两筋凹陷中，当腕骨隆起处后方即是。

排毒功效：本穴为手厥阴心包经的输穴，有通经活络、疏利关节、祛风除湿之功，主治腕关节痛、腕下垂、掌热等症。且心包与三焦相表里，本穴还可理气和胃、降逆止呕，主治胸胁痛、胃痛、呕吐、心痛、心悸、惊悸、癫狂、痫证、腕关节疼痛、喜笑悲恐、胃痛、呕吐、吐血、喉痹等证。

指压方法：以拇指指尖或指腹垂直按压大陵穴，先左后右，每侧按压1～3分钟，早晚各一次。

## 鱼际穴

取穴定位：拇指对掌肌的边缘，肌肉丰隆，形如鱼腹，当赤白肉际相会之处即是。

排毒功效：本穴为手太阴肺经的荥穴，可以清肺热，平咳喘，利咽喉，消疳积。治疗咽喉肿痛、咳嗽、鼻衄、中风昏迷、中暑、呕吐、癫狂、高热、小儿惊风、扁桃体炎、腮腺炎、感冒发烧、支气管炎、肺炎、咯血、休克、精神分裂症等证。

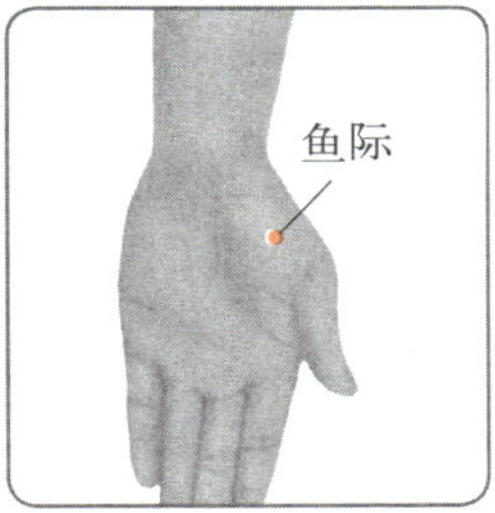


指压方法：以一手拇指指端垂直按揉另一手的鱼际穴，以感觉酸痛明显而能够耐受为度，按压2分钟，左右交替，早晚各一次。

## 少府穴

取穴定位：手指屈向掌心的横纹，当小指指根的下凹陷处取穴即是。

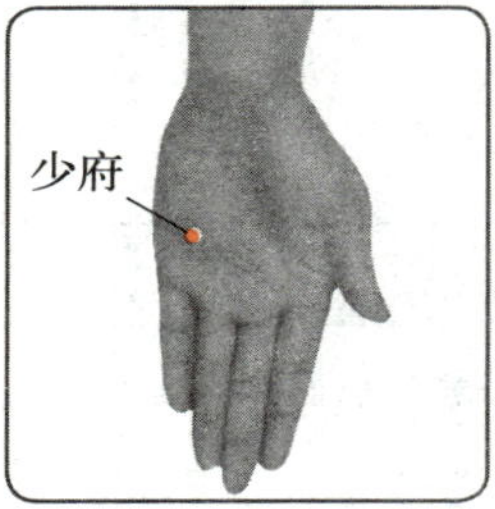


排毒功效：少府穴为心经的荥穴，荥穴有泄热的功效，同时还能清热利湿，治疗小便不利、遗尿、阴痒、阴痛、风湿性心脏病、冠心病、心绞痛、心律不齐、癔症、肋间神经痛、臂神经痛、尿潴留、阴道及阴部瘙痒、月经过多等证。

指压方法：用另一手拇指尖掐按少府穴，每次掐按2～3分钟，左右手交替，有酸痛明显为佳，早晚各一次。

## 少泽穴

取穴定位：小指指甲的尺侧缘与基底部各作一线，于两线相交处取穴。

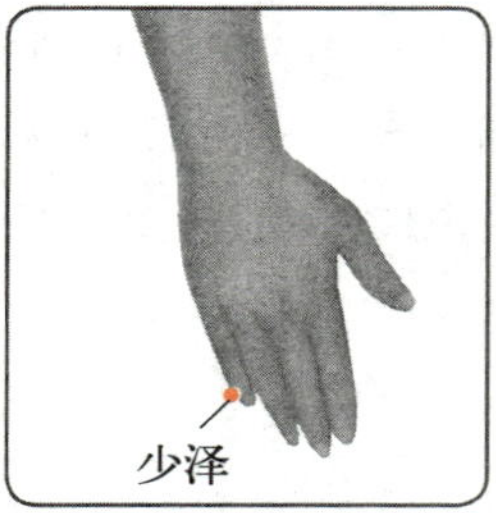


排毒功效：本穴为手太阳小肠经井穴，是小肠经气所出之处，可泄手太阳之热，具有疏风泄热、利咽消肿、清头目、利耳窍的作用，还可调节心气，具有开窍、泄热、安神之功。

指压方法：用食指指尖掐按少泽穴2～3分钟，有明显酸痛感为佳，左右手交替，早晚各一次。

## 肩臂部排毒穴

### 肩井穴

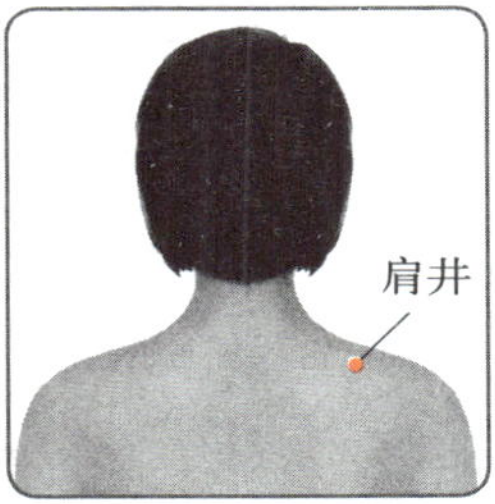


取穴定位：乳头正上方与肩线交接处即是。

排毒功效：肩井穴是胆经里联络最广的穴位，具有祛风清热、活络消肿的功效。胆经通肝，刺激胆经上的肩井穴，可有助于郁结之气排出体外，本穴还是治疗乳腺炎、乳腺痛等乳腺疾病最有效的穴位之一。

指压方法：双手同时按揉两侧肩井穴，由轻到重，边按边提捏肌肉，每次2～3分钟。

### 内关穴

取穴定位：手腕中间的横纹以下两横指，按之凹陷并酸痛处即是。

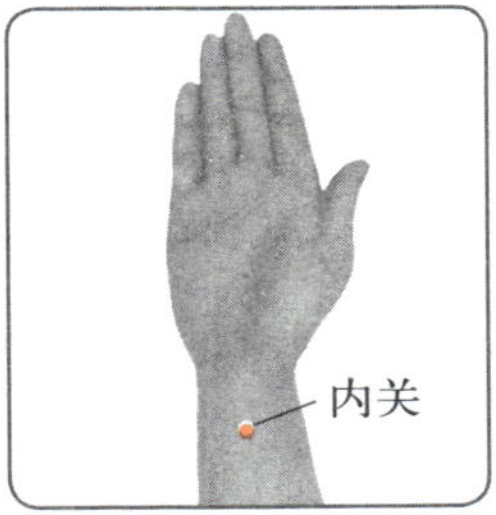


排毒功效：属手厥阴心包经，主要用于循环系统疾病的治疗，如心动过速或过缓、心律不齐、心内膜炎或外膜炎、风湿性心脏病、心绞痛、心肌炎、高血压等。还可和胃降逆、理气化痰、宁心安神、解郁除烦、镇静安神。

指压方法：以拇指指腹用力按压内关穴，有酸胀走窜感为佳，两手交替。

## 尺泽穴

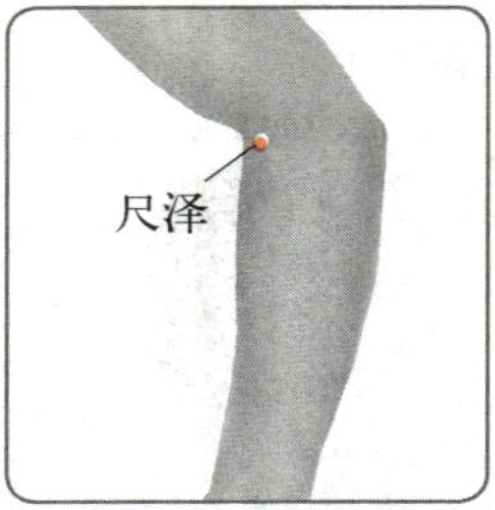


取穴定位：掌心向上，肘关节弯曲约呈120°角时，肘窝处可摸到一绷起大筋，大筋外侧缘即是。

排毒功效：本穴属手太阴肺经，可清肺热、养肺经、滋肾阴，肺在五行中为肾之母，金水相生，故可通过降肺气来达到滋补肾脏的目的，最适合上实下虚者。

指压方法：以拇指指腹用力按压，有酸胀走窜感为佳。

## 曲池穴

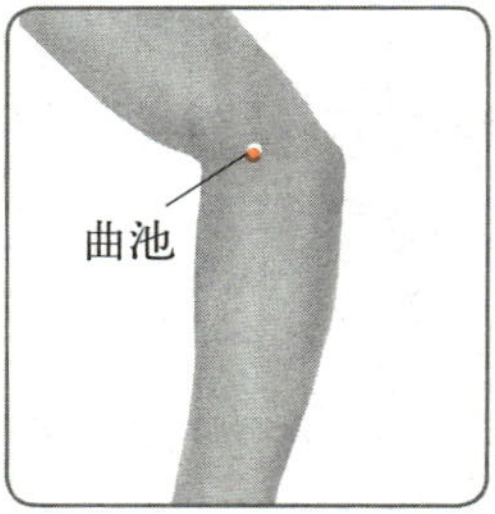


取穴定位：屈肘成直角，此穴就在肘横纹的外侧端。

排毒功效：本穴是大肠经的合穴，有清热解毒、和营退热、降逆活络的作用。

指压方法：以拇指指腹用力按压，有酸胀走窜感为佳。

## 神门穴

取穴定位：手腕关节手掌侧，尺侧腕屈肌腱的桡侧凹陷处即是。

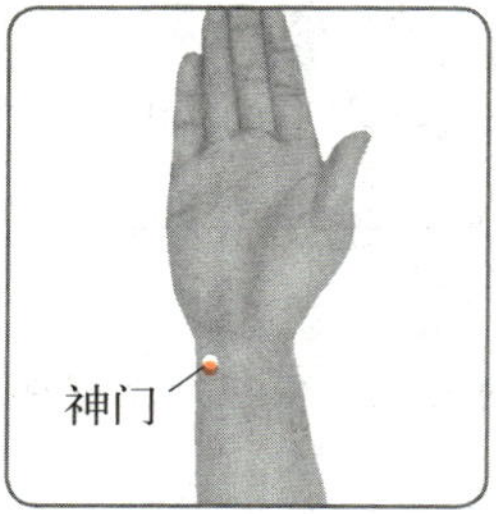


排毒功效：神门穴是心经的动力之源。有补心益气、安神降火之功。

指压方法：用拇指按揉神门穴，有酸胀感即可。每日次数不限。

## 支沟穴

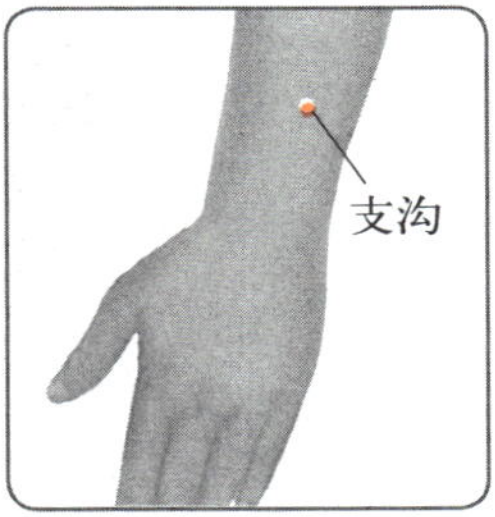


取穴定位：腕背横纹中点直上3寸，尺、桡两骨之间即是。

排毒功效：本穴为手少阳三焦经经穴，能泄少阳偏亢相火，具有通利三焦、聪目窍、利咽喉之功效，还有祛风湿、通经络、止痹痛之功效，主治头痛、耳鸣、耳聋、中耳炎、目赤、目痛、暴喑、咽肿、热病、瘰疬、咳引胁痛、胸膈满闷、卒心痛、呃逆上气、便秘、呕吐、泄泻、经闭、产后血晕、乳汁不足、胁肋痛、肩臂腰背酸痛、落枕、手指震颤、腕臂无力、缠腰火丹、丹毒等证。

指压方法：拇指指端点揉支沟穴，以局部有酸麻胀痛感为度，双手交替，每次点揉2～3分钟，早晚各一次。

## 养老穴

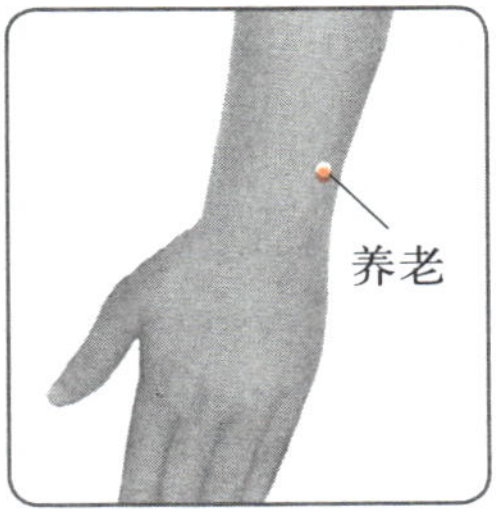


取穴定位：屈肘，掌心向胸，在尺骨小头的桡侧缘上，与尺骨小头最高点平齐的骨缝中取穴。

排毒功效：养老穴是小肠经的郄穴，是小肠经气血深藏积聚的穴位，主治循行部位的急性痛症，具有祛风湿、通经络、止痹痛之功。

指压方法：用拇指指腹按揉养老穴，力度要均匀、柔和，并配合舒缓的呼吸，以酸痛感明显并向四周发散为佳。

按揉时早晚各一次，每次按揉2～3分钟，左右手交替。

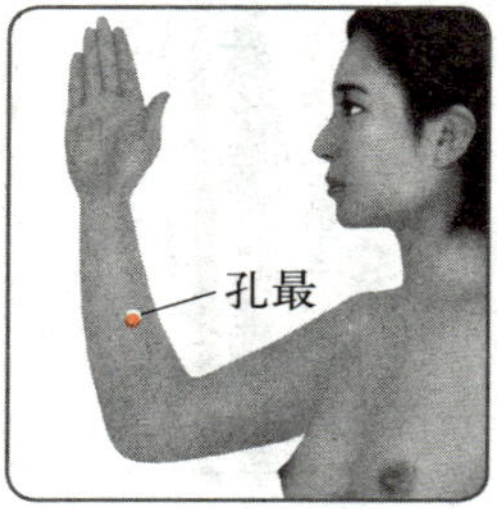


## ● 孔最穴

取穴定位：从尺泽穴至腕横纹外侧端脉搏搏动处连线的中点向上约一横指处即是。

排毒功效：本穴属于手太阴肺经之郄穴，为本经气血深聚之处，是理血通窍最佳穴位，对咯血有奇效，也是缓解痔疮的特效穴。

指压方法：以拇指指腹点揉孔最穴，双侧穴位交替点揉各3分钟，以穴点有酸痛感但能忍受为度，可按揉至透热或至局部皮肤微红，每天早晚各一次。

## ● 间使穴

取穴定位：伸臂仰掌，手掌后第一横纹正中（大陵）直上3寸（食、中、无名、小指四指相并为3寸，称为“一夫法”）当两个肌腱之间凹陷处即是。

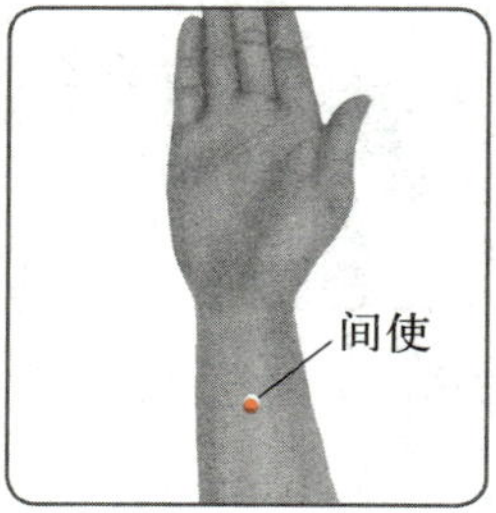


排毒功效：本穴归于心包经，本穴对缓解抑郁心情有特效，同时还善于治疗热病、疟疾，是治疗疟疾的经验月穴，对胃痛、呕吐等热性胃病也有特效。

指压方法：以拇指指端按压对侧手臂的间使穴，以有酸痛感为佳，左右手交替按压，早晚各一次。

## 偏历穴

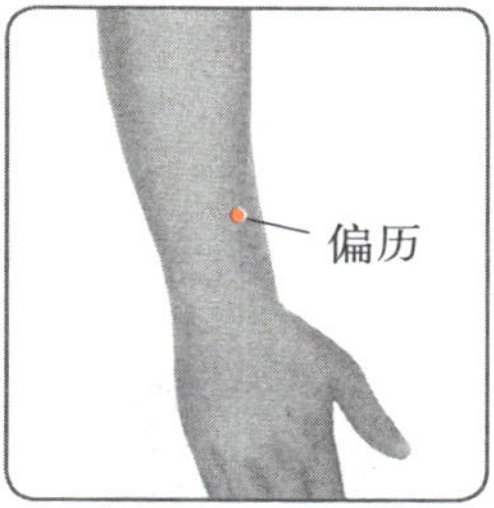


取穴定位：前臂背部桡侧，腕横纹上3寸，在阳溪穴与曲池穴连线上取穴。

排毒功效：本穴为手阳明大肠经络穴，可联络大肠、肺两经脉气，可以通治两经之病，可疏通肠胃、宣肺利水，有清热开窍、消肿止痛之功，主治鼻衄、耳聋、耳鸣、目赤、齿痛、咽喉肿痛、口眼㖞斜、水肿、腕臂痛等证。

指压方法：用拇指指腹按压3～5分钟，按揉的力度要适当，用力均匀，使局部有酸痛的感觉。双手交替按压，早晚各一次。

## 外关穴

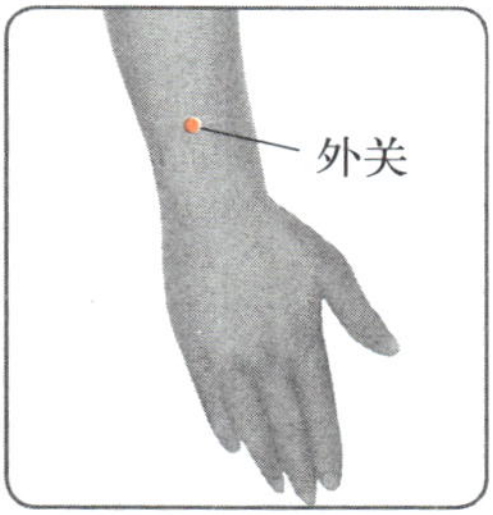


取穴定位：于腕背横纹中点直上2寸，尺、桡骨之间，与内关穴相对处取穴。

排毒功效：本穴为手少阳三焦经络穴，八脉交会穴之一，有祛风湿、通经络、止痹痛之功，是治疗上肢疾病的要穴，此外还主治头痛、偏头痛、颊痛、目赤肿痛、耳鸣、耳聋等头面五官疾患，以及热病、胁肋痛、上肢痹痛、肘部酸痛、手臂疼痛、肋间神经痛、瘰疬等证。

指压方法：以拇指指端点揉外关穴，每次2～3分钟，以局部有酸麻胀痛感为度，两手交替点揉。

# 胸腹部排毒穴

## 天突穴

取穴定位：胸骨上窝中央凹陷处即是。

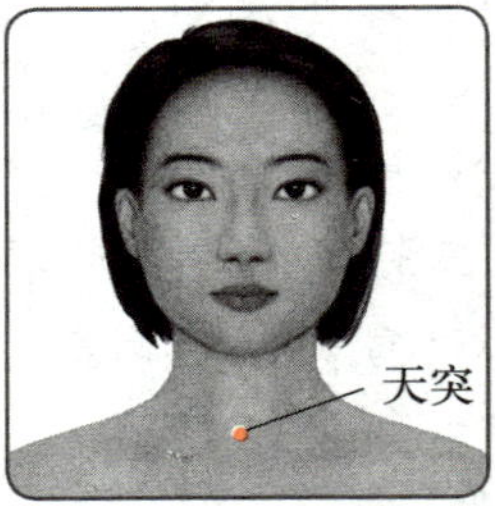


排毒功效：本穴居于胸部中央，内通胸气，具有宽胸理气、和胃降逆、化痰散结之功，主治胸中气逆、噎嗝、梅核气、瘿气等；具有清肺泄热、利咽开音、消肿止痛之功，主治咽喉肿痛等证。

指压方法：中指指腹按压天突穴。力度均匀、柔和、渗透，使力量达穴位下方的局部组织，切忌用力过猛，每次点揉3～5分钟，早晚各一次。

## 大包穴

取穴定位：在腋中线上，平躺仰卧时从乳头所在的肋间隙向下摸取两个肋间隙处即是。

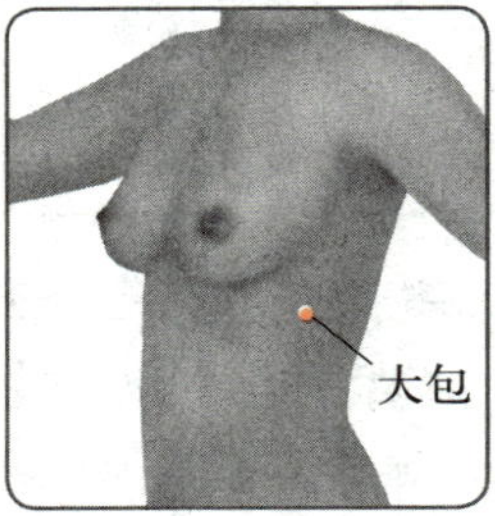


排毒功效：大包穴为脾之大络，统络阴阳诸络，灌溉五脏，有通经络、祛湿浊、实脾气、充四肢、强筋骨之功，用于治疗全身疼痛、四肢无力等证。

指压方法：大拇指指腹同时点揉两侧大包穴，顺时针和逆时针交替点揉3～5分钟。力度要均匀、柔和、渗透，以局部有酸痛感为佳，早晚各一次。

## 膻中穴

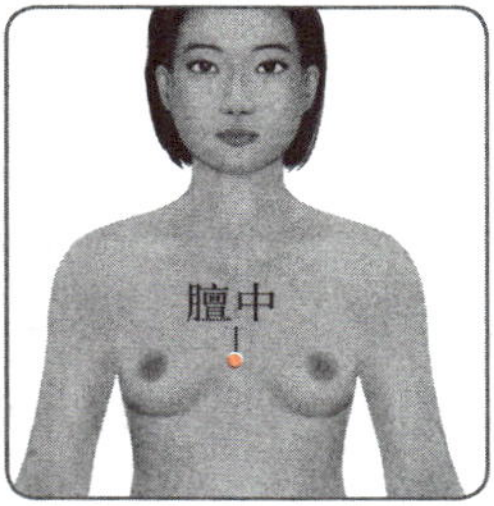


取穴定位：男子于胸骨中线与两乳头连线之交点处取穴；女子则于胸骨中线平第4肋间隙处取穴。

排毒功效：本穴为心包经的募穴，是理气要穴，有宽胸理气、通阳化浊、宣肺化痰、止咳平喘、开郁散结之功，主治胸部疼痛、腹部疼痛、心悸、呼吸困难、咳嗽、过胖、过瘦、呃逆、乳腺炎、缺乳、咳喘等证。

指压方法：以中指指腹点揉膻中穴，顺时针和逆时针交替点揉3～5分钟。力度要均匀、柔和、渗透，以局部有酸痛感为佳，早晚各一次。

## 期门穴

取穴定位：先取第四肋间隙的乳中穴。并于其直下二肋（第六肋间）处取穴。妇女则应以锁骨中线的第六肋间隙处取穴。

排毒功效：此穴是肝经上的要穴，对调理肝脏有重要作用，对因肝脏问题引起的皮肤粗糙、肤色蜡黄等有很好的治疗效果。主治胸胁胀满疼痛、呕吐、呃逆、吞酸、腹胀、泄泻、饥不欲食、胸中热、喘咳、奔豚、疟疾、伤寒热入血室等证。

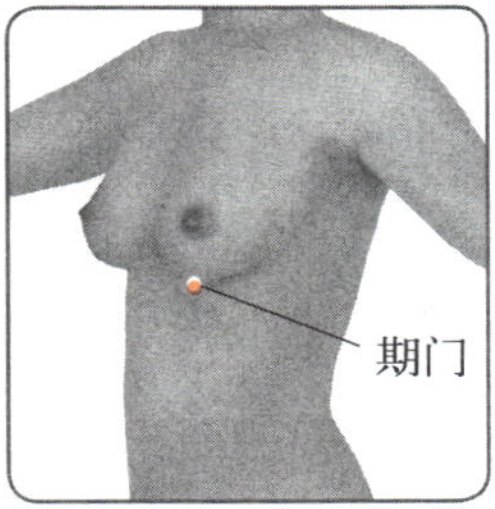


指压方法：拇指指腹置于穴位上，每天按摩60下左右。

# 腿部排毒穴

## 蠡沟穴

取穴定位：此穴在内踝上5寸处。

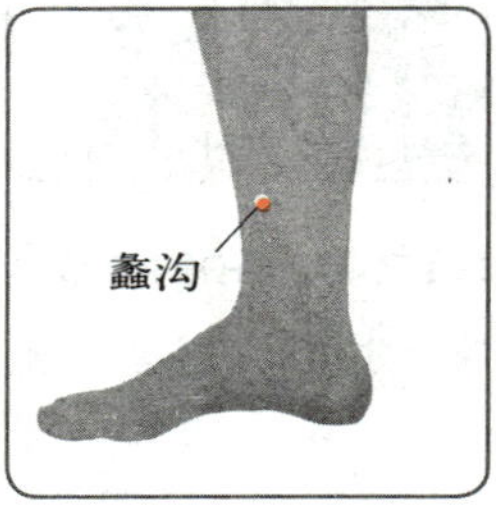


排毒功效：本穴归于肝经，可联络、调节肝胆两经。具有清利肝胆湿热、解毒杀虫、祛湿止痒之功，主治月经不调、赤白带下、阴痒、睾丸肿痛、疝气、小便不利等证。

指压方法：拇指指腹点揉蠡沟穴，力度要均匀、柔和、渗透，使力量深达局部深层组织，每次点揉3～5分钟，以有酸痛感为佳，早晚各一次，两侧交替点揉。

## 足三里穴

取穴定位：正坐屈膝，用手从膝盖正中往下摸取胫骨粗隆。在胫骨粗隆外下缘直下1寸处即是。

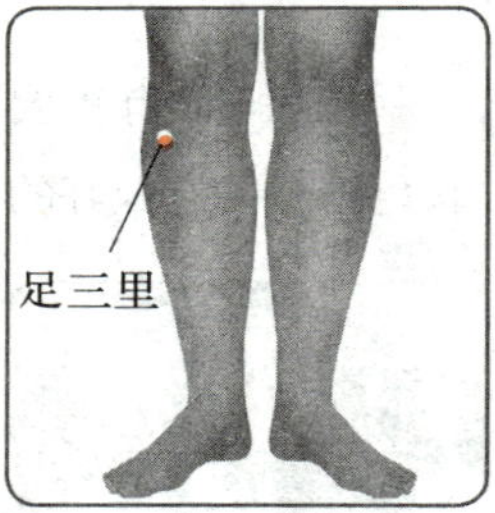


排毒功效：足三里穴是胃经上的要穴，有扶正培元、调理阴阳、健脾和胃、通经活络之功。刺激足三里，可激发全身气血的运行，调节内分泌。

指压方法：大拇指在足三里穴上每分钟按压15～20次，每天按压5～10分钟，以有酸胀、发热感为宜。

## 丰隆穴

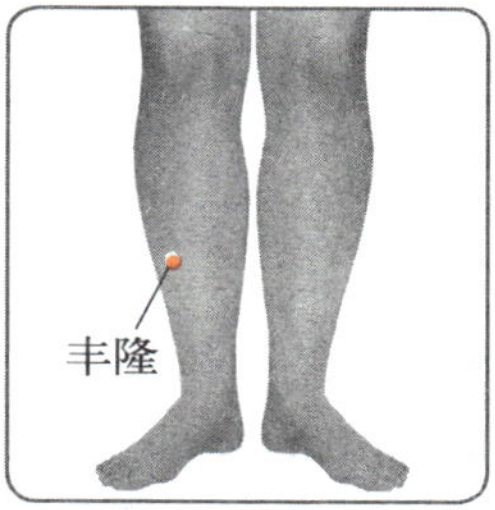


取穴定位：外侧膝眼与外踝高点连线的中点，胫骨前嵴外二横指，按之酸痛明显处即是。

排毒功效：丰隆穴归足阳明胃经，健脾胃，化水湿，故有健脾益气、祛湿化痰、止咳宣肺平喘之功，为祛痰要穴。

指压方法：用拇指指腹同时点揉两侧丰隆穴，力度要均匀、柔和、渗透，不能与皮肤表面形成摩擦。每次2～3分钟，每天早晚各点揉一次。

## 委阳穴

取穴定位：先取腘窝正中的委中穴，向外一横指，按之酸痛明显处取穴。

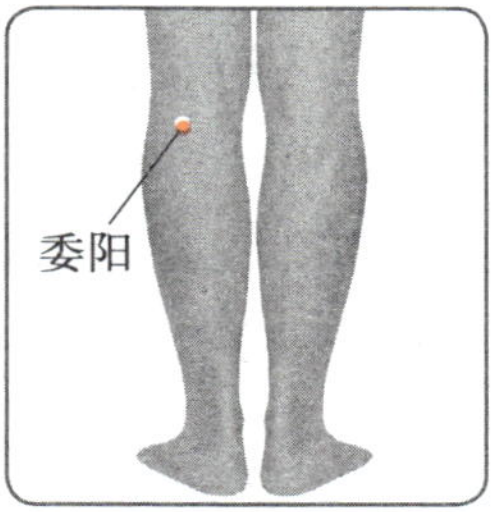


排毒功效：本穴归足太阳膀胱经，具有温肾壮阳、强健腰膝、祛风除湿、通络止痛之功，同时还有通利三焦、祛湿利水之功，主治小便不利等证。

指压方法：用双手揉捏委阳穴，力度要均匀、柔和，每次3～5分钟，早晚各一次。

## 上巨虚穴

取穴定位：于外膝眼（犊鼻）直下6寸，距离胫骨前嵴一横指（中指）处取穴。

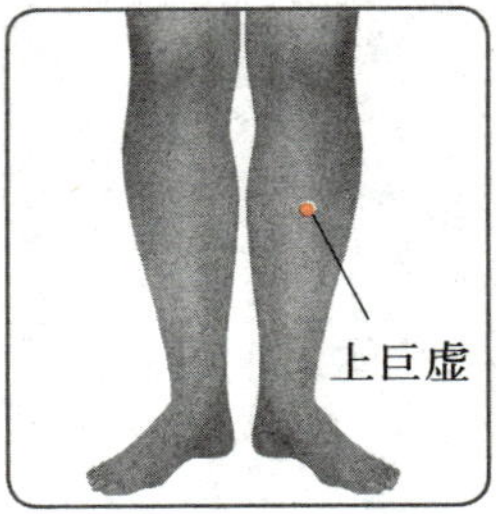


排毒功效：上巨虚穴归足阳明胃经，为大肠的下合穴，有调和肠胃、理气止痛、健脾祛湿、清热止痢、通腑泄热、活血散结、祛瘀排脓之功。

指压方法：用双手指腹同时点揉两侧上巨虚穴，力度要均匀、柔和、渗透，每次2～3分钟，每天早晚各一次。

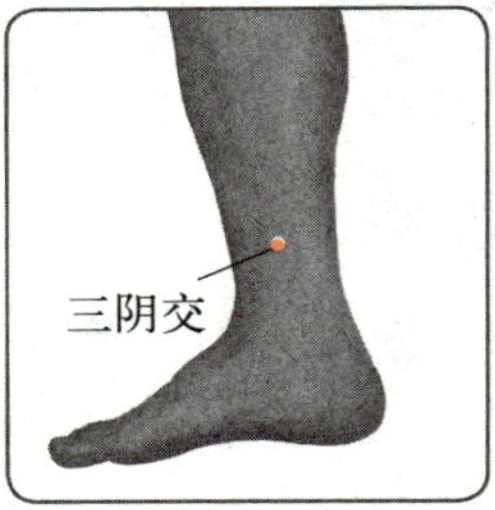


## 三阴交穴

取穴定位：内踝尖直上四横指（3寸）处，胫骨内侧面后缘取穴。

排毒功效：此穴为脾、肝、肾三条经络的交会之处，有健脾胃、益肝肾、调气血的作用。女性常按此穴，可使精气旺盛、气血充足，常葆年轻活力，推迟绝经期及更年期，延缓衰老。

指压方法：每天晚上5～7点，按揉三阴交穴15分钟，以有酸胀感为度。

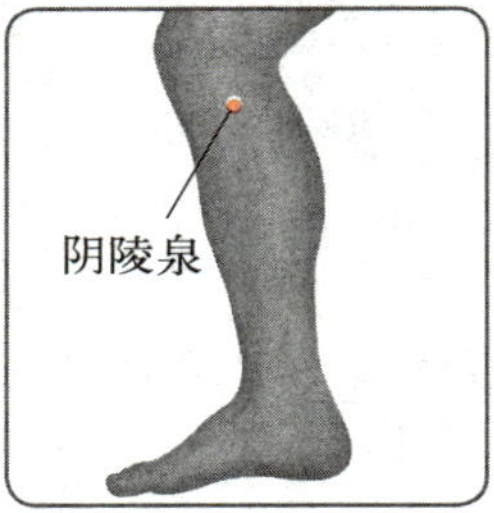


## 阴陵泉穴

取穴定位：于膝内侧，胫骨内侧髁后下方约与胫骨粗隆下缘平齐处取穴。

排毒功效：阴陵泉穴为足太阴脾经的合穴，主水，是脾经脉气所注之处，为健脾祛湿利水要穴，具有健脾化湿、通利三焦、清热利尿之功。

指压方法：以大拇指指腹点揉对侧阴陵泉穴，力度要均匀、柔和、渗透，使力量深达局部深层组织，以有酸痛感为佳，每次点揉3～5分钟，早晚各一次。

## 阳陵泉穴

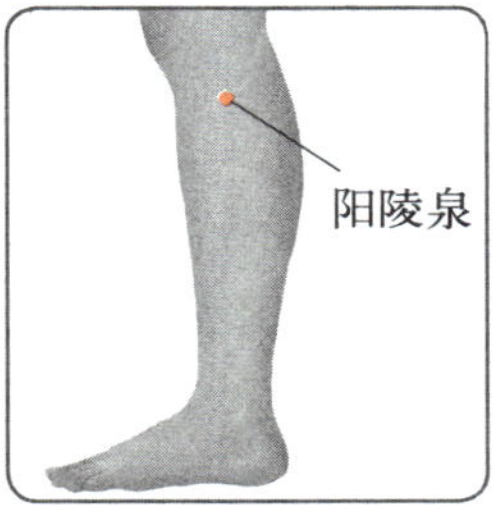


取穴定位：小腿外侧，当腓骨小头前下方凹陷中，按之酸痛明显处。

排毒功效：归于足少阳胆经，善治胆疾，具有疏肝理气、清热利湿、利胆退黄、和胃止呕之功。

指压方法：双手指腹分别点揉两侧的阳陵泉穴，力度要均匀、柔和、渗透，使力量深达局部深层组织，以有酸胀感为佳，每次3～5分钟，每天早晚各一次。

## 梁丘穴

取穴定位：用力伸展膝盖时，筋肉凸出处的凹陷即是。

排毒功效：归于足阳明胃经，有泻胃火、通乳络、祛瘀散结、消肿止痛之功，还具有舒筋活络、祛风除湿、消肿止痛之功。

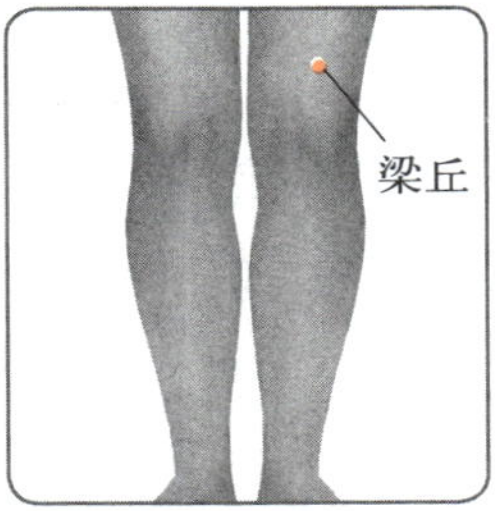


指压方法：用大拇指指腹同时按揉两侧梁丘穴，力度要均匀、柔和、渗透，使力量深达深层组织，以有酸痛感为佳，每次2～3分钟，每天早晚各一次。

## 足部排毒穴

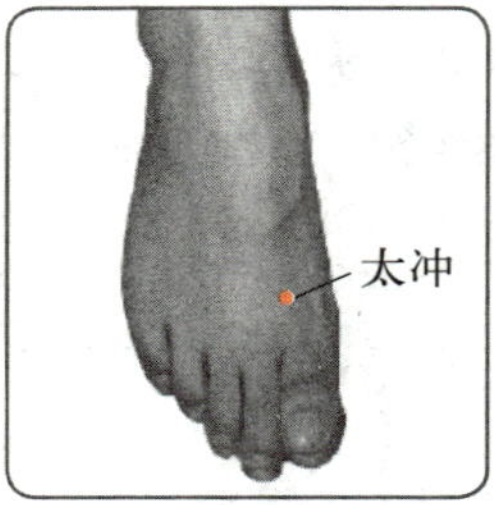


### 太冲穴

取穴定位：足背，第1、2跖骨结合部的凹陷处即是。

排毒功效：本穴归足厥阴肝经，有疏肝理气、平肝泄热、舒肝养血、清利下焦的功用。

指压方法：将大拇指或食指置于太冲穴上，并施力按揉，力度以有酸胀感为宜。

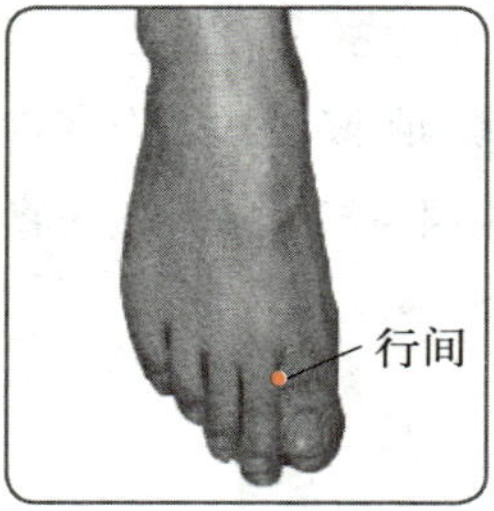


### 行间穴

取穴定位：足背第1、2趾趾缝端凹陷处即是。

排毒功效：本穴归足厥阴肝经，有清泻肝胆火毒、健脾和胃降逆、宣肺止咳之功。

指压方法：食指指尖掐按两侧行间穴，以能耐受为度，每天早晚各一次，每次2～3分钟。

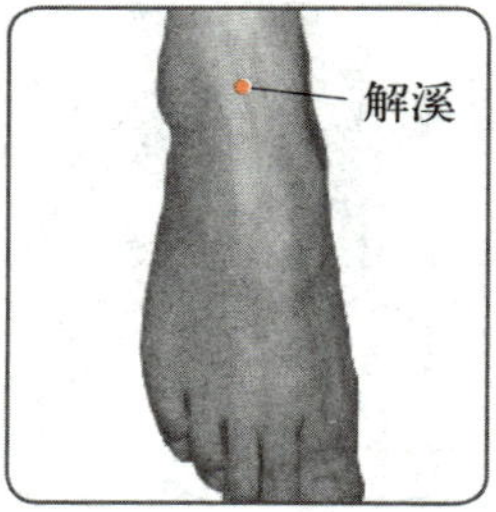


### 解溪穴

取穴定位：足部背伸时，在踝关节上方可见两个明显绷起的大筋，在两大筋之间，按之酸痛明显处即是。

排毒功效：本穴为足阳明胃经

经穴，主火，是经气所行之处，具有泻胃火、清头目、通络止痛之功。

指压方法：双手拇指按压两侧脚背上的解溪穴，每天早晚各一次，每次2～3分钟。

## 侠溪穴

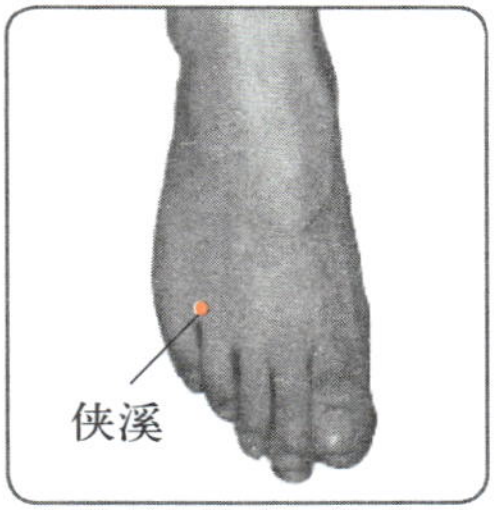


取穴定位：于足背第4、5趾趾缝端取穴。

排毒功效：本穴为足少阳胆经荥穴，主水，有清泄肝胆实火、疏散少阳风热、清头目、利官窍、消肿止痛之功。

指压方法：用双手拇指指腹同时点揉两侧侠溪穴，力度要均匀、柔和、渗透，每次3～5分钟，每天早晚各一次。

## 公孙穴

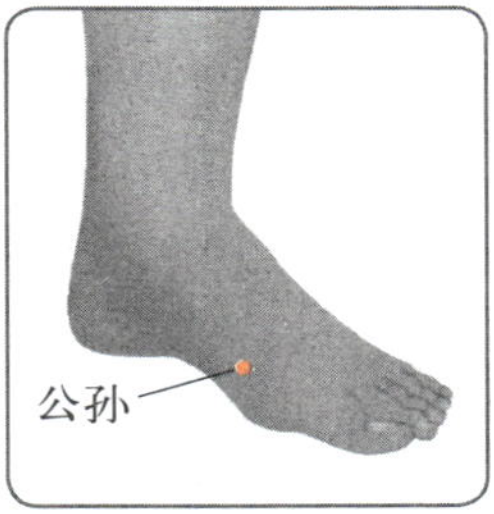


取穴定位：足内侧第1跖骨基底前下方的凹陷中，赤白肉际处即是。

排毒功效：本穴归于脾经，且联络足阳明胃经，通冲脉，是八脉交会穴中的要穴。掐按此穴，可疏通全身气血，改善脾虚肾亏，滋阴降火，加快小肠蠕动，治疗便秘。

指压方法：用拇指指端掐按公孙穴1分钟，再顺时针方向揉按2分钟，以局部有酸胀感为度。

# 足疗排毒，养好双脚一身轻松

## 足部按摩的十大养生功效

### ● 补

足部按摩能有效地改善血液循环，促进新陈代谢，补“根气”，理“精气”，益“宗气”，有明显的“抗衰老”作用。

补脑提神：常按摩大脑、额窦、脑干、垂体等反射区，可解除疲劳。

补心调律：按摩足部能促进血液循环，增加血液含氧量，促进代谢，调节心律。常按摩心、肾上腺、胃、横膈膜等反射区，有助于补心调律。

补脾助运：常按摩胃、肠、胆、甲状腺、腹腔神经丛等反射区可健脾助运，增强食欲。

补肾壮阳：腰酸腿软、夜尿频多、阳痿早泄者常按摩肾上腺、肾生殖腺、前列腺等反射区，可益肾壮阳。

### ● 泻

足部按摩对体弱多病者可“补不足”，对体壮证实者可“泄有余”，调节脏腑功能，加速人体抗病排毒的能力。

畅腑通便：腑实内热、肠道麻痹或习惯性便秘患者，经常按摩小肠、升结肠、横结肠、降结肠、乙状结肠和直肠等反射区，可使肠蠕动明显加强，从而有畅腑通便之效。

泻毒利尿：利于人体内有毒物质和代谢产物从小肠排出。常按摩肾、输尿管、膀胱、淋巴结等反射区，可增强人体排毒能力，净化人体内环境，减少疾病的发生。

## 温

足部按摩能疏通经络，激发经气，改善毛细血管循环。寒冷天气里，按摩足底5分钟，就能全身发暖。

温经通脉：常按摩肩关节、胸椎、腰椎、膝关节等足反射区，可缓解寒湿引起的关节炎、脊柱炎、肩周炎、冻疮等证。

温里止痛：经常按摩胃、腹腔的神经丛、生殖腺等反射区，对阴盛寒凝引起的胃痛、妇女痛经等症状都有很好的疗效。

## 清

足部按摩不仅可以“温阳”，还能“清火”，消炎祛火功效颇佳。

清热祛火：足部按摩对急性炎症，如肺炎、淋巴管炎等，有迅速退热消炎之效，对内火引发的齿痛、目赤、口疮也有良效。

清湿化炎：对湿热引起的肝、胆、胰、胃、肾等炎症，按摩相关反射区及上半身和下半身淋巴系统反射区，功效显著。

清火解毒：对湿热引起的红肿、溃疡等炎症，按摩上半身和下半身淋巴系统及相关反射区，能迅速清火解毒、消肿止痛。

## 消

足部按摩可舒经活络、理气畅腑、通达正气、消除病邪。

消食导滞：按摩胃、十二指肠、小肠、大肠、腹腔神经丛等反射区，对脘满腹胀、积滞便秘有消食导滞的作用。

消肿散结：乳腺小叶增生、乳腺炎、颈淋巴炎，按摩颈部、脑垂体、乳房（胸）、生殖腺（卵巢）、上半身和下半身淋巴系统等反射区，可逐渐消除肿块、祛邪散结。

消瘀化积：肝硬化、脾肿大及各种肿瘤是瘀聚毒积所致，可按摩上半身及下半身淋巴系统及肝、脾等相关的反射区。

## 散

足部按摩可宣解风、寒、暑、湿、燥、火“六淫”外邪，也可舒解喜、怒、忧、思、悲、惊、恐“七情”内伤。

祛邪解表：人体因风寒暑湿之邪入侵引起寒热，常按摩大脑、鼻、扁桃体、上半身和下半身淋巴系统等反射区，可退热解表。

舒肝解郁：对于喜怒无常、心情抑郁产生的肋间神经痛、癔症、神经官能症，可多按摩大脑、小脑和脑干、甲状旁腺、失眠等反射区。

舒神利窍：鼻、眼、耳等官窍功能障碍，可按摩相应反射区及甲状腺、甲状旁腺、肾上腺等反射区。

## 和

足部按摩能调节脏腑功能使之恢复平衡。

调和阴阳：更年期综合征、内分泌失调，宜按摩脑垂体、大脑、甲状腺、甲状旁腺、生殖腺等反射区。

调节升降：人体阴阳逆乱引起的失眠、晕厥、脏器下垂等证，按摩甲状腺、甲状旁腺、内耳迷路、脑垂体、肾上腺等反射区可以纠偏调整，恢复健康。

调理脏腑：人体脏腑功能失调，会引起痛泻、呕逆、咯血等疾病，按摩肾、脑垂体、甲状旁腺等相关反射区可使脏腑功能恢复正常。

## 敛

足部贮藏着人体的“根气”，足部按摩可固养“根气”。凡气、血、精、液等耗散滑脱之证，通过足部按摩，可收到葆真秘元的功效。

敛汗：按摩脑垂体、甲状腺、甲状旁腺、心、肾等反射区对盗汗不止有良效。

止血：按摩脑垂体、甲状旁腺、肾及有关脏器的反射区对止咯血、吐血、尿血、便血有良效。

固精：按摩大脑、脑垂体、肾上腺、生殖腺、前列腺等反射区对遗精、早泄有良效。

缩尿：按摩脑垂体、肾上腺、肾、输尿管、膀胱、前列腺等反射区对尿频、遗尿有良效。

涩肠：按摩肾、胃肠道、下半身淋巴系统等反射区对久泻不愈有良效。

## 缓

足部按摩可舒经活络，舒缓紧张的人体神经。

舒缓急迫：对于焦虑、烦躁、经前期紧张，按摩大脑、脑干、脑垂体、甲状旁腺、内耳迷路等反射区，可恢复宁静、身心放松。

舒挛缓痉：按摩小脑和脑干、甲状旁腺、横膈膜、腹腔神经丛及疼痛部位对应的反射区，可舒缓机体紧张，克服机体痉挛。

### ● 镇

中医有“下病上治，上病下取”的治疗方法，因而，按摩足部可解除气、血、痰、火等病理因素逆冲而上产生的病证。

安神：按摩肾、大脑、脑干、肝脏、甲状旁腺、腹腔神经丛、失眠点等反射区可安神静气，提高睡眠质量。

平喘：慢性支气管炎、肺气肿等引起的虚喘不止，按摩支气管和肺、心、喉、气管、甲状旁腺、肾上腺等反射区能减轻症状。

降压：高血压病引起的头痛、头胀、头晕，可按摩大脑、额窦、小脑、颈部、肾、输尿管、膀胱、降压点等反射区，降压止痛。

## 足部按摩的最佳刺激量

适宜的按摩刺激量能获得良好的效果。按摩刺激量的大小决定于以下五个因素：

### ● 个体敏感性的差异

不同的人对疼痛的敏感性有极大差异。小儿、少年、女子和年老体弱者，对疼痛较为敏感，因而常需采用轻手法。但是经常进行按摩治疗的老年人，常要求按摩时用力稍大些。

## ● 刺激量与力的大小成正比

按摩时用力大，受术者局部受到的刺激就强，反之则弱。在按摩时要根据受术者的个体情况及不同部位，及时调整手法力度。在足部按摩时，一般要达到酸胀稍痛但能忍受而又确实有效的力度，是保证获得最好效果的关键。

## ● 刺激量与作用时间成正比

在按摩力度大小不变时，刺激的作用时间长，刺激量就大，反之则小。在足部按摩中，每个手法动作要根据需要适当延长作用时间，以增大刺激量。但此种作用时间的延长是相对的，若延长时间过长，反而会使刺激量减小。

## ● 刺激量与动作次数成正比

在按摩的力度和作用时间不变的情况下，动作次数越多，刺激量就越大，反之则小。

## ● 刺激量与动作的间隔时间成反比

动作的间隔时间短，则刺激频率相对就快，刺激作用就较强。在按摩时，频率较快的刺激比频率较慢的刺激更能引起中枢的兴奋，更能引起生命指征的有效变化。

以上五个因素，要灵活掌握，并针对敏感点进行按摩，才能获得适宜的刺激，收到较好的养生保健效果。

# 足部按摩的适应证和禁忌证

## 足部按摩的适应证

足部按摩主要适用于功能性疾病的治疗。如果是器质性疾病，则要用中西医结合治疗，同时用足部按摩辅助治疗为佳。

内科疾病中的消化系统功能紊乱、消化性溃疡、糖尿病、高血压病、失眠等。

外科疾病中的椎体骨质增生、软组织损伤、前列腺疾病等。

妇科疾病中的月经失调、子宫肌瘤、更年期综合征等。

儿科疾病中的大脑发育迟缓、脑瘫、反复性呼吸道感染、注意力涣散等。

神经官能症和各种神经痛。足部按摩可阻断痛觉传入大脑。

各种过敏性疾病，如过敏性哮喘、皮炎、鼻炎等。

各种炎症，如乳腺炎、喘息性气管炎、淋巴管炎、上呼吸道感染、脉管炎、皮炎等。

对药物过敏或者产生抗药性的患者，不能以内服药或注射药物治疗的病证。

需手术治疗但暂时无法手术者，可用足疗替代和补充。

对某些目前医学上尚缺乏有效治疗方法的病证，可用足部按摩疗法调整机体功能，增强机体的抗病能力。

## 足部按摩的禁忌证

各种严重出血性疾病。如脑出血、子宫出血、消化道出血、支气管扩张出血、内脏出血等。

急性心肌梗死，严重的心、肝、脾、肾功能衰竭。

妇女经期和妊娠期。

急性阑尾炎、腹膜炎、肠穿孔、骨折、关节脱位等。

肝炎、结核、流脑、乙脑、伤寒及性病等传染性疾病。

煤气、药物、食物中毒，毒蛇、狂犬咬伤等各种中毒。

各种严重的精神病。

足疗可在康复期间作为辅助治疗。

## 足部按摩的良性反应

在足部按摩一个疗程后（5～10次），人体除得到相应的治疗保健疗效外，还会出现一些特殊反应。临床经验证实，这些反应都属正常的良性反应，不应因此中断足部按摩。

睡眠增加：按摩使人感到困倦，夜里睡眠加深、多梦，表示机体的生理功能正在自我调整，处于“保护性抑制”状态中。

足部出汗增加：并有汗臭，说明足部血液循环已改善。

排尿增多：伴有奇臭，尿液稍放置会出现沉淀物，说明体内毒素和代谢产物得到排除。

大便次数增加：数量也明显增加，臭味浓烈，排气加剧甚至按摩时就有排气。说明肠蠕动加强，能消除腑气不畅。

鼻黏膜、眼、气管等的分泌物增多。

女性出现白带的量和异味增加。

出现口渴，饮水量加大。

严重肾脏疾病患者，在足疗初期，小便可能变成黑色或红色，这是通阳泄毒、泌清别浊现象，继续按摩即可恢复正常。

背痛患者，按摩后会感到背部更痛。坚持几日疼痛会大减。这是按摩后血流加速、疏通经络的反应。

静脉曲张者，按摩后静脉会明显增粗。这是活血化瘀、推陈致新的效应，应坚持继续按摩，不要间断。

按摩后可能足踝会肿胀，特别是有淋巴回流障碍者。继续按摩，待体液流畅后，肿胀自然消失。

发热：按摩淋巴结反射区而引起的免疫反应，说明体内潜伏的病灶被激发，仍可继续按摩。

反射区的压痛反应更加明显，或病变器官病灶加剧，继续按摩3～5日，症状会自行消除。

## 足反射区保健按摩一点通

### 按摩顺序

足部按摩要有顺序，以免在进行全足按摩时出现遗漏，而且要突出重点反射区。若偶尔发生遗漏或无意中发生顺序颠倒，一般也不会影响整体效果。

先左后右：就是先做完左足，再做右足。因为左足上有心、脾等重要的器官。特别是心脏，由于严重的心脏病患者不能接受强烈的按摩刺激，所以在按摩左足的心脏反射区时，应由轻而重，慢慢增加按摩的力度，看看心脏的承受力。如果连轻度的按摩刺激都受不了，那么对其他反射区的按摩手法要从轻，以免发生意外。脾是重要的免疫器官，如果在按摩脾反射区时，发现病理体征，这往往提示身体的其他部位存在着某种问题，在按摩其他反射区时需加留意。

自上而下：即从头部的反射区开始，再到胸部，再到腹部，然后到盆腔。

先内后外：指先按足的内侧，再按足的外侧。

先底后背：即先做足底反射区，再做足背反射区。

排泄三区成一片，开始结束各三遍：排泄三区指肾、输尿管、膀胱三个排泄器官的反射区，在按摩开始时和结束时都要反复按摩，至少三遍。这是因为足部按摩能促进血液循环，将足部及全身所积存的新陈代谢产生的废料、有害物质送到肾脏从尿液中排出，所以要多按摩排泄器官的反射区，以加强排泄功能。

## 按摩方向

足部按摩尽可能采取“向心方向”，即静脉血流向心脏的方向，这样有利于促进血液循环和淋巴的回流。

## 按摩时间

每个反射区一般平均按摩20秒钟左右，从轻到重、均匀渗透地做3～5次，通常每只脚需要做20～25分钟，特殊情况例外。

# 每天40分钟：保健足疗全图解

## 肾上腺

手法：食指弯曲，食指近节关节点向反射区深处顶压，出现酸胀感为宜，停留10～20秒后再缓慢放松。

功效：补肾填精，活血祛风，抗休克，抗过敏。

## 肾

手法：食指弯曲，食指近节关节向肾区定点顶压，出现酸胀感为宜，停留10～20秒后再缓慢放松。

功效：补肾填精，壮阳，温经通脉，醒神开窍，清热利湿，利尿通淋。

## 输尿管

手法：从肾区压入合适深度再向下推压至膀胱区稍停，再缓慢抬起，力度均匀、渗透，速度宜缓慢。

功效：清热利湿，通淋排石，泻火解毒。

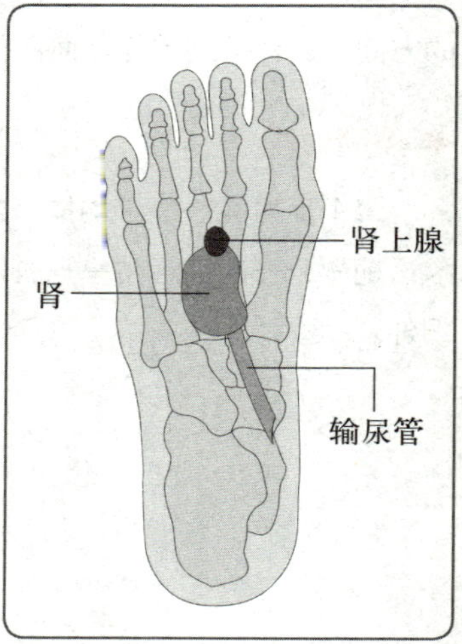


## 膀胱

手法：食指弯曲，食指近节关节定点按摩，用力不可过大。

功效：清热泻火，通利小便，解毒。

## 额窦

手法：拇指弯曲、指关节随足趾顶端呈弧形向内、外、后推压，用力均匀，逐次加力，以舒适为宜。

功效：清热疏风，通络止痛。

## 垂体

手法：拇指弯曲，指关节定点按压，要垂直用力，位置不可移动，用力要由轻渐重。

功效：调节内分泌功能，平衡阴阳。

## 小脑、脑干

手法：拇指指端向大脚趾根推压，用力逐次加重。

功效：疏风清热，通络止痛。

## 三叉神经

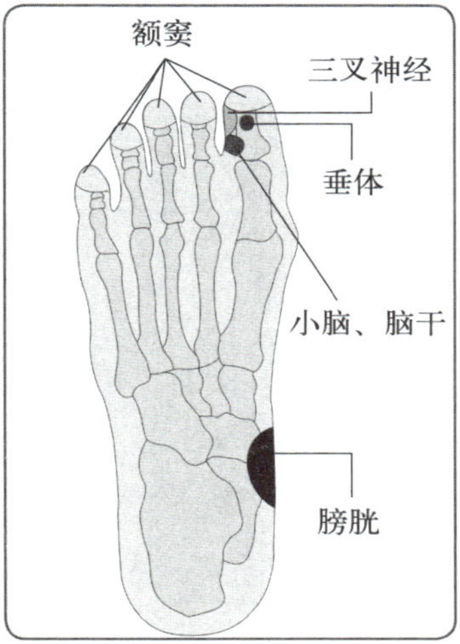


手法：拇指端指腹，由足趾端向足趾根部推压施力，用力逐次加大，但不宜过大，以有微微酸胀感为佳。

功效：活血，通络，止痛。

## 调压点

手法：食指弯曲，食指近指关节顶压。

功效：通经活血，平衡阴阳，有调压作用。

## 安眠点

手法：食指弯曲，食指近节关节定点向深处顶压。

功效：安神益肾，祛风清头。

## 鼻

手法：从拇趾腹内侧推向拇趾根后方，逐次加力。

功效：清热，疏风，通利鼻窍。

## 眼

手法：顶压或捏掐趾根敏感点，由轻渐重；拇指指腹由远而近推各趾内、下、外三面；拇指侧峰按压第2、3趾根间背侧敏感点。

功效：清肝，养肝，明目。

## 耳

手法：单食指扣拳法。

顶压或捏掐趾根敏感点，由轻渐重；拇指指腹由远而近推各足趾的内、下、外三面；用拇指侧峰按压第4、5趾根间背侧敏感点。

功效：补肾，开窍，聪耳。

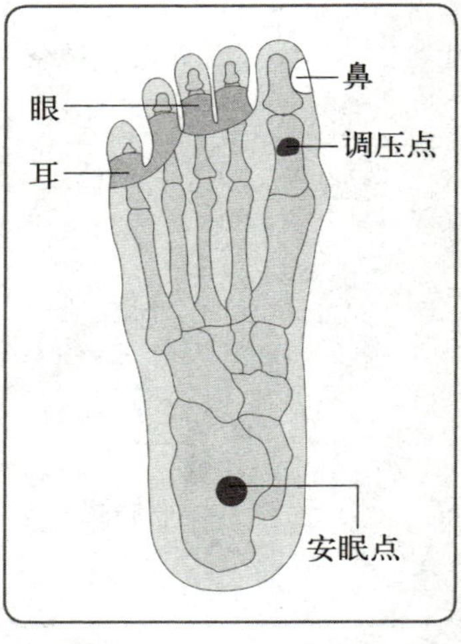

## 大脑

手法：拇指指腹，从趾端向趾根推压，用力均匀，必要时可用拇、食指捏揉。

功效：平肝潜阳，清脑明目，镇静安神，舒筋活络。

## 颈项

手法：食指、中指弯曲像钳子夹压并旋转扯拉大脚趾。

功效：疏通经络，柔颈止痛。

## 甲状旁腺

手法：食指弯曲，指关节定点揉按（适合承受力大者），或用拇指指腹推按（适合承受力小者），以出现酸胀感为宜。

功效：补肾养肾，柔肝养筋。

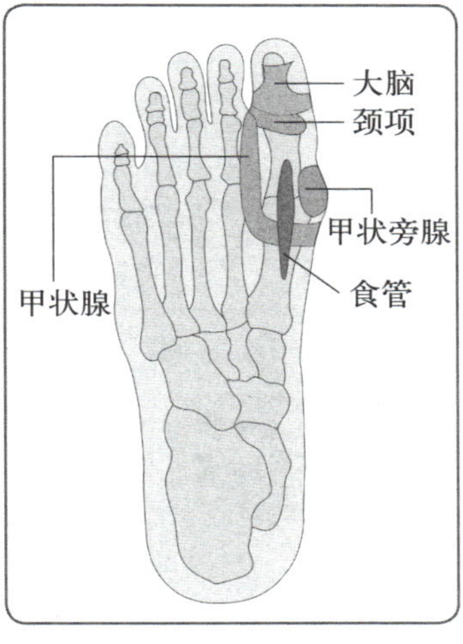


## 甲状腺

手法：拇指端指腹，沿“L”形向大脚趾根部推压。

功效：调节激素分泌，平衡阴阳。

## 上颌

手法：拇指指端向两侧施力按摩，逐次加力。

功效：通经，活络，止痛，美容。

## 下颌

手法：拇指指端向两侧施力按摩，逐次加力。

功效：通经，活络，止痛，美容。

## 扁桃体

手法：双拇指掐法，向心方向推揉，逐次加力。

功效：消炎，增强机体免疫力。

## 喉与气管、食管

手法：拇指固定，用食指内侧缘施力，力度以反射区产生酸痛为宜，逐次稍加力（喉与气管在足背，食管在足底）。

功效：调理气血，泻火清咽。

## 胸部淋巴结

手法：拇指向足跟方向推压，以出现麻胀感并向四周发散为宜。

功效：扶正祛邪，增加机体免疫力。

## 内耳迷路

手法：用拇指端向足跟方向推揉，逐次加力，以出现麻胀感为宜。

功效：平肝益肾，调理阴阳。

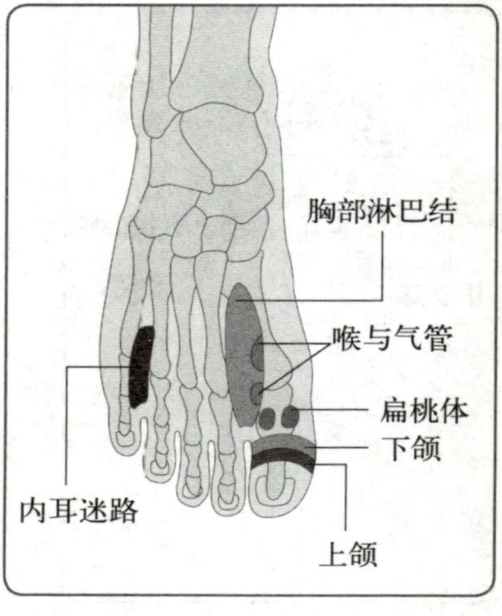

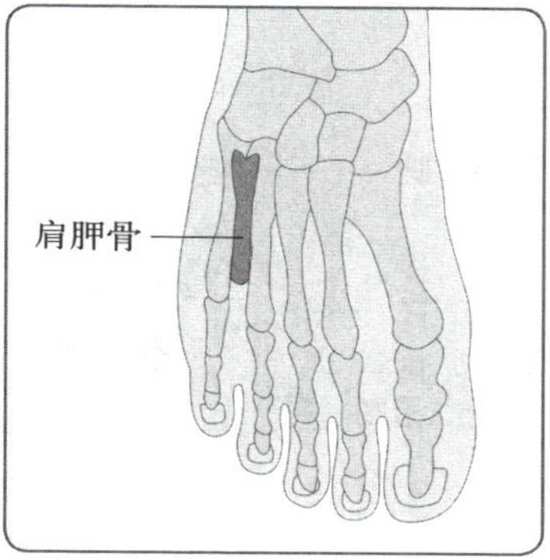


## 肩胛骨

手法：指腹由足趾向足跟方向推压，力度均匀并逐次稍加力。

功效：活血，通络，止痛。

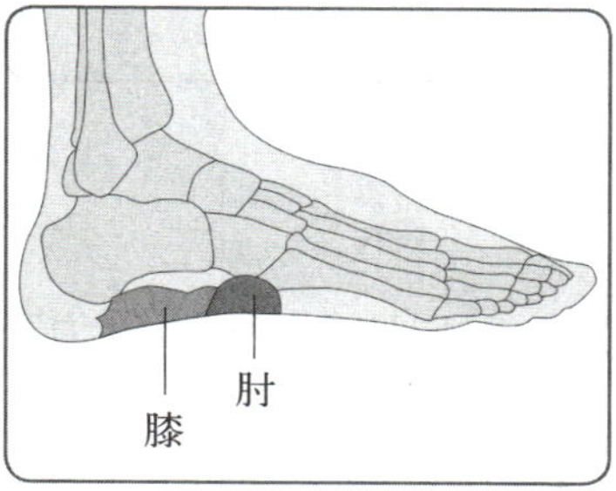


## 肘

手法：用双食指分别定点顶压两个凹陷处。

功效：通经活络，祛风除湿，止痛利节。

## 膝

手法：食指弯曲，指关节向足跟施力。

功效：通经活络，祛风除湿，止痛。

## 斜方肌

手法：食指弯曲，指关节由外向内刮压至大脚趾根部，力度均匀并逐次加重。

功效：补肾填精，壮阳，温经通脉，醒神开窍，清热利湿，利尿通淋。

## 心

手法：拇指指腹按压。向趾是补，向足跟是泻。用力先

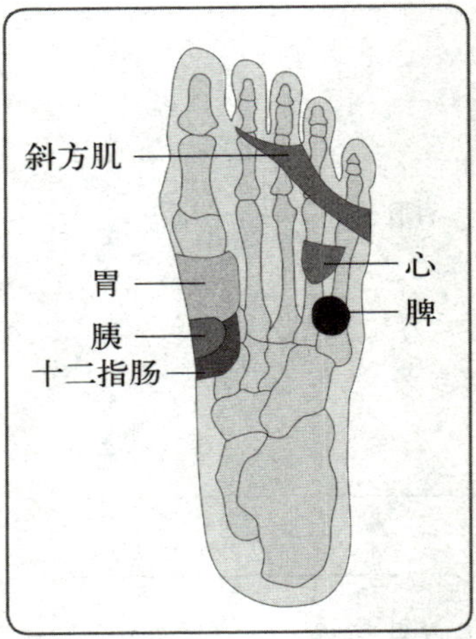


轻，如能承受则加重，逐次加重。心脏病者手法宜轻。

功效：补气，养心，生血。

## ● 脾

手法：拇指指腹定点施力按压，逐次加重，以产生酸痛为宜。

功效：健脾化湿，统摄血液，增加机体免疫能力。

## ● 胃

手法：拇指弯曲，指关节由该区向足跟方向按压，力度均匀，逐次加重。

功效：降逆和胃，理气止痛。

## ● 胰

手法：食指弯曲，食指关节由胰区向足内侧（右足）及足外侧（左足）刮压，力度均匀，逐次加重。

功效：降糖清胰。

## ● 十二指肠

手法：食指弯曲，指关节从该区向足跟由轻到重刮压，力度均匀，逐次加重。

功效：益气和胃，理气止痛。

## 小肠

手法：四指弯曲，从横结肠反射区向足跟方向刮压，力度均匀，速度宜快，动作要有节奏。刮压后常出现足心发热。

功效：消食导滞，健脾行气。

## 回盲瓣

手法：食指弯曲，关节定点向深部揉按，以产生酸痛为宜，不可移动位置或旋扭，力度由轻加重。

功效：补导滞，通便，消食等。

## 盲肠

手法：食指关节定点向深部按压，以产生酸痛为宜，不可移动位置或旋扭，力度由轻加重。

功效：消炎，加强肠蠕动。

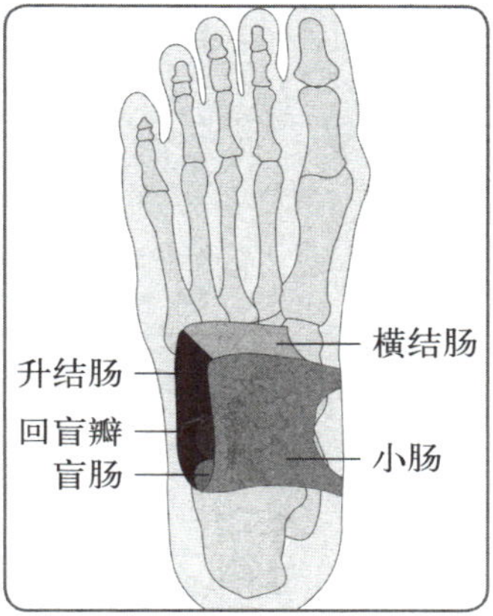


## 升结肠

手法：拇指端或食指关节，由足跟向足趾刮压，向深部按压，以产生酸痛为宜。

功效：行气，通便。

## 横结肠

手法：拇指或食指关节，向脚跟方向刮压，先压后刮，左足由内向外，右足由外向内，力度要均匀并逐次加重。

功效：导滞，通便，止泻。

## 降结肠

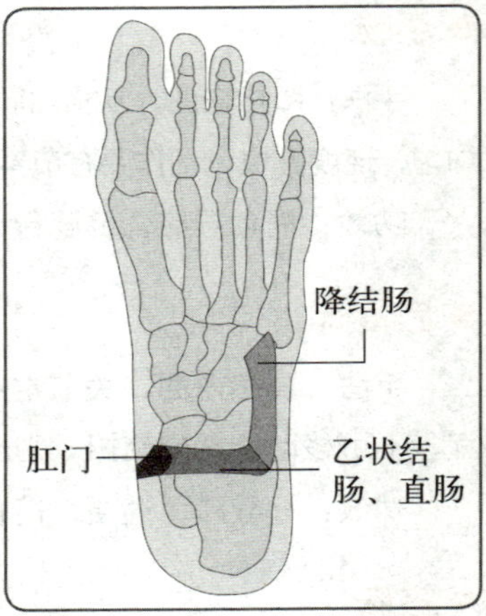


手法：拇指或食指关节，向脚跟方向推压，力度要均匀并逐次加重。

功效：导滞，通便，止泻。

## 乙状结肠、直肠

手法：食指关节从降结肠向肛门反射区方向推压，力度要均匀，并逐次加重。

功效：清热，补虚，通便。

## 肛门

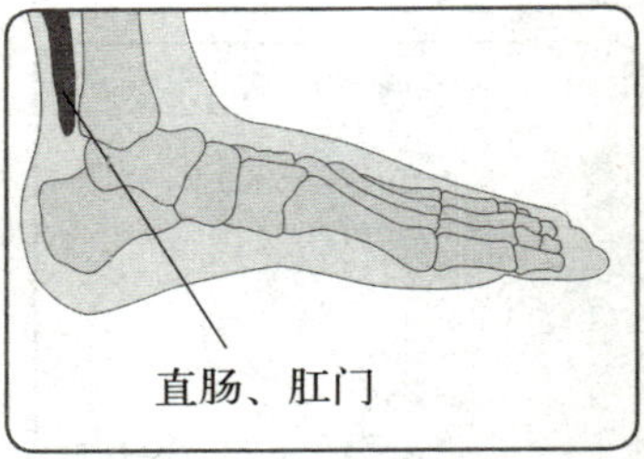


手法：食指关节定点施力，顶压方向宜从内下向外上，力度均匀并逐次加重。

功效：消痔，止血，通便。

## 直肠、肛门

手法：拇指向足跟方向推压，力度均匀逐次加重至有酸胀感。

功效：宽肠，通便，消痔，解毒。

## 颈椎

手法：拇指指腹从此区向足跟推压，力度均匀，逐次加重。

功效：舒筋，活血，通络，止痛。

## 胸椎

手法：拇指从此区向足跟推压，力度均匀，逐次加重。

功效：舒筋，活血，通脉。

## 腰椎

手法：拇指从此区向足跟推压，力度均匀，逐次加重。

功效：活血，通络，止痛。

## 骶骨

手法：拇指从此区向足跟推压，力度均匀，逐次加重。

功效：活血，通络。

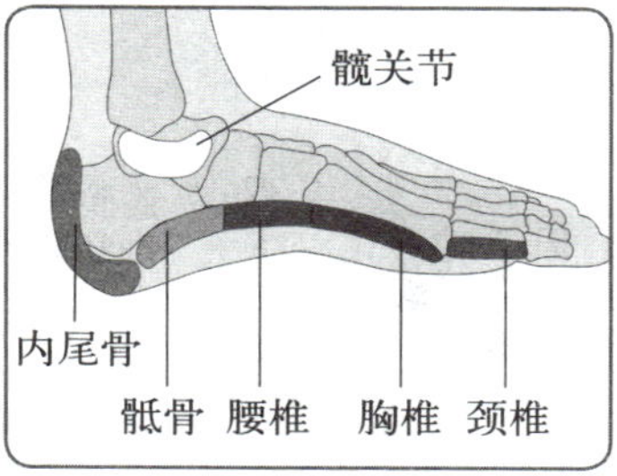


## 内尾骨

手法：拇指从此区向足跟推压，力度均匀，逐次加重。

功效：活血，通络，消痔，止痛。

## 外尾骨

手法：同上。

功效：活血，止痛，消痔。

## 髋关节

手法：双手拇指沿该区向前后弧形刮压，力度逐次加重。

功效：活血，通络，止痛。

## 腹腔神经丛

手法：食指弯曲，食指关节在该区做弧形刮压，力度均匀，逐次加重。

功效：调理三焦，提高痛阈。

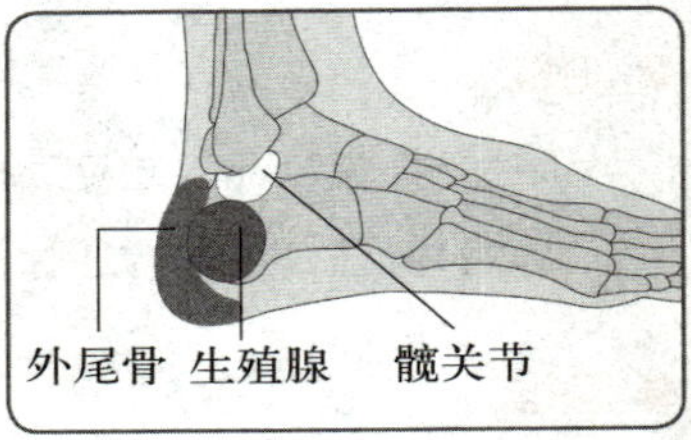


## 肝

手法：用食指关节向足趾方向推压，力度均匀，逐次加重。

功效：疏肝利胆，清热解毒，补益肝血，平肝潜阳。

## 胆囊

手法：食指关节定点向深处顶压，不要移动或旋扭，力度均匀，逐次加重。

功效：清热化湿。

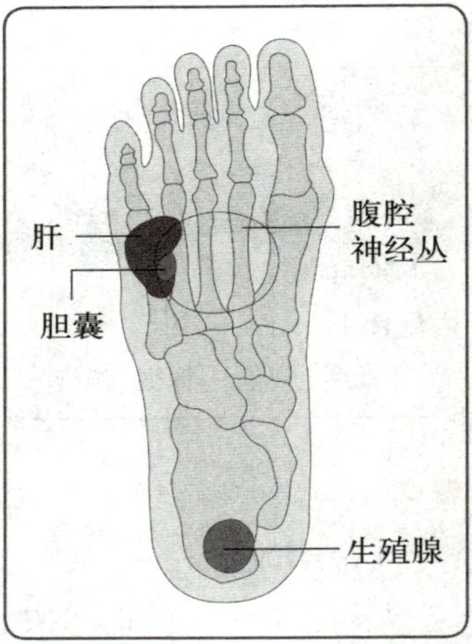


## 生殖腺

手法：足底，食指弯曲定点顶压；足外侧，食指弯曲向足底刮压，力度均匀，逐次加重。

功效：补肾益精。

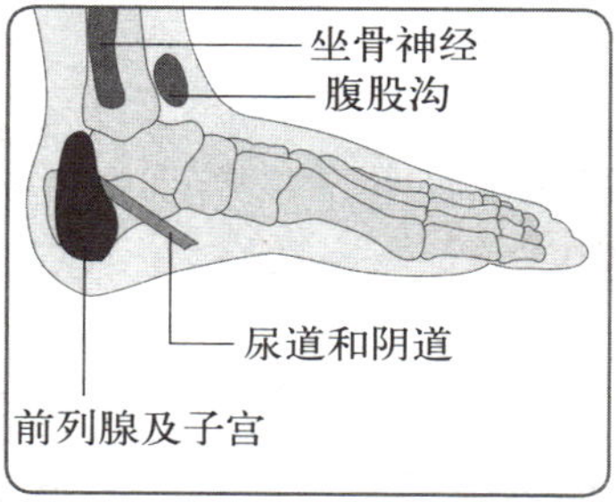


## 前列腺及子宫

手法：拇指自下而上推压5次，力度均匀，逐次加重，以产生酸痛为宜。

功效：补肾益精，活血养宫。

## 尿道和阴道

手法：用拇指指腹从膀胱区缓慢推至内踝后下方时，用拇指桡侧峰向内踝后下方骨缝挤压，以出现酸胀感为度，用力逐次加重。

功效：清热解毒，通淋利尿。

## 腹股沟

手法：拇指沿此区向上揉按，力度逐次加重。

功效：温肾壮阳。

## 下腹部

手法：拇指在此区从下向上推压，力度逐次加重。

功效：补肾，益精，活血，通经，利小便。

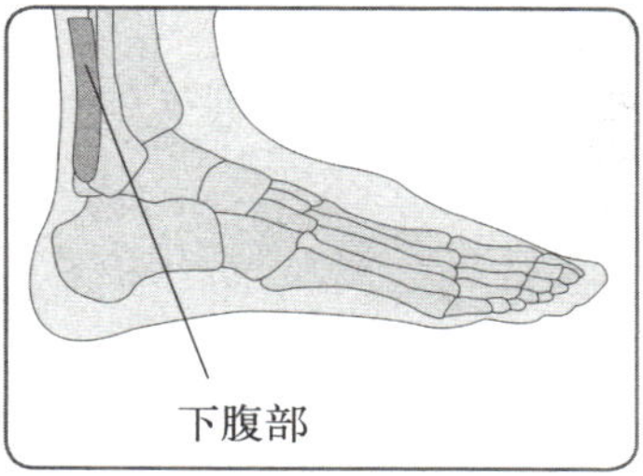


## 坐骨神经

手法：拇指由下向上缓慢推压，力度逐次加重。

功效：活血，通络，止痛。

《黄帝内经》
健康排毒不生病

**文字撰稿**

世纪悦然文化传播有限公司

**封面设计**

阮剑锋

**版式设计**

阮剑锋

天天健康